PTマニュアル
脳血管障害の理学療法
片麻痺患者の運動療法を中心に

奈良 勲 著

医歯薬出版株式会社

This book was originally published in Japanese under the title of :

PT Manyuaru-Nôkekkansyôgai No Rigakuryôhô
(PT Manual—Physical Therapy for Cerebrovascular Accidents)

Nara, Isao
　Director of Rehabilitation Programs
　Graduate School of Kinjo University

©2000 1st ed.

ISHIYAKU PUBLISHERS, INC.,
　7-10, Honkomagome 1 chome, Bunkyo-ku,
　Tokyo 113-8612, Japan

序　文

　「脳血管障害の理学療法―片麻痺患者の運動療法を中心に―」をまとめることになった．これまで，脳血管障害（片麻痺患者）に対する運動療法として種々の理論と技術とが開発されてきた．それらのなかには，現在でも用いられているもの，そうでないものがある．

　筆者が理学療法士になって30年になる．その間，脳血管障害に対する臨床経験が大半を占める．当初は大学で学んだ内容をそのまま素直に適用していたが，臨床経験を重ねるに従い，自分なりの問題意識が明らかになってきた．そこで大学で学んだ内容を再検討すると同時に，各種神経生理学的体系を含め運動療法体系の背景を再学習した．それと並行して，脳血管障害の障害構造（評価システム）および解剖学，生理学，運動学などの側面から脳血管障害に対する理論の構築や技術の工夫および研究などに関心を傾け，学術集会やジャーナルなどで報告してきた．

　脳血管障害に対する運動療法としては，筋力増強を主体とした伝統的なものから，いわゆる代表的神経生理学的体系として，Kabat，Knott らによる Proprioceptive Neuromuscular Facilitation(PNF)，Bobath 夫妻による Neurodevelopmental Treatment(NDT)，Brunnstrom，そして Rood による体系などがある．

　これらの一連の体系の有効性に関する研究によれば，かならずしも特異的な効果があるとの報告はみられない．しかし，それらの報告の効果判定の基準，治療期間，対照群の分類などに種々の課題を残していることも否定できない．さらに，各種神経生理学的体系の効果の比較検討を体系別，かつ包括的に行うこと自体の妥当性に疑問を感じている．その理由は，それぞれの体系に含まれる治療的諸要素は，個々の患者のニーズに応じて個々に使い分けるのが妥当と考えるからである．

　近年，Evidence Based Medicine といわれるように，理学療法士が行う運動療法もなんらかの効果に結び付かなければその意味を失うのはいうまでもない．しかし，その科学的効果判定については，研究方法の条件としての control study や対象の選定，治療条件の統一，さらに盲検法などの実施がきわめて困難なことから未解決の状態である．このように臨床研究における客観的効果判定のむずかしいことから一部の医療技術の発展は，被験者を特定の人工的状況下に置いて，実験的に検証されてきた．さらに，人の生体で実施不可能な研究については動物実験により検証されてきた．よって，理学療法士はそれぞれの立場で健常者および患者を対象にして特定の状況下，もしくは刺激・運動情報に対する生体の反応の検証や動物実験におけるミクロレベルにおける研究を行い，それらの結果を蓄積する必要がある．このような傾向は理学療法士による近年の研究報告のなかに散見するようになった．今後の格段の進展に期待したい．

　このような段階において，十分に検証されているとはいえない内容の書物を世に出

すことは心苦しい．しかし，本書では脳血管障害に対するすべての項目を網羅するのではなく，これまでの筆者の臨床経験，仮説，技術の開発・工夫，そして研究などを通じて得た知見や見解を中心にまとめ，読者が各自の臨床，研究を展開するうえでなんらかの参考になればとの願いを込めて，ここに提示することにした．いつの日か理学療法士らの英知によって，より多くの人々が納得できる脳血管障害に対する運動療法体系が確立されることを期待したい．ただし，それは「医学モデル（要素還元論）」に限定した体系にとどまらず，「生活モデル（システム理論）」として，対象者の人間らしい社会生活にもつながるものであることを祈念する．

2000年7月

奈良　勲

あなたのそばで

再生も治癒も
生きる勇気も
それらを支えるのは
あなたに宿る生気です．
私にできることは
あなたのそばで
その覚醒を
援助するだけです．

　　　　　　　奈良　勲

目次

序文 ……………………………………………………………… iii

第1章　正常な身体運動の基本要素 …………………………… 1

1. 二足歩行で移動するヒト …………………………………… 1
2. 主な基本要素 ………………………………………………… 2
   1) 筋力（muscle strength）　2　　2) 持久性（endurance）　3
   3) リズム，スピード（rhythm, speed）　3　　4) 柔軟性（flexibility）　4
   5) 姿勢調節（postural control）　5　　6) 協調性（coordination）　7
   7) 巧緻性（skill）　7　　8) 姿勢（posture）　9

第2章　脳血管障害の障害構造と機能診断 …………………… 11

1. 痙性麻痺 ……………………………………………………… 14
   1) 痙性麻痺による障害因子　14　　2) 痙性麻痺の評価　15
2. 異常筋緊張 …………………………………………………… 18
   1) 異常筋緊張による障害因子　18　　2) 異常筋緊張の評価　19
3. 運動のスピード ……………………………………………… 19
   1) 運動のスピード低下による障害因子　20　　2) 運動のスピードの評価　20
4. 運動の持久性 ………………………………………………… 20
   1) 運動の持久性低下による障害因子　21　　2) 運動の持久性の評価　21
5. 運動の協調性・巧緻性 ……………………………………… 21
   1) 運動の協調性・巧緻性低下による障害因子　21
   2) 運動の協調性・巧緻性の評価　22
6. 姿勢調節 ……………………………………………………… 22
   1) 姿勢調節機序の低下による障害因子　23　　2) 姿勢調節の評価　23
7. 生命機能 ……………………………………………………… 23
   1) 生命機能低下による障害因子　24　　2) 生命機能の評価　24
8. 二次的障害 …………………………………………………… 25
   1) 痛み　25　　2) 変形　25　　3) 関節可動域　25　　4) 循環障害　25

第3章　脳血管障害の運動療法の概念 ………………………… 27

1. 運動療法の原則 ……………………………………………… 27
2. 認知理論 ……………………………………………………… 31

3．中枢神経疾患の運動療法の原則 ……………………………………………………33
　　4．各種神経生理学的体系の特性 …………………………………………………………34
　　　　1）各種神経生理学的体系に含まれる治療的要素　34
　　　　2）理学療法における治療的要素と理学療法士の役割　34

第4章　脳血管障害に対する運動療法の実際 ……………………………………39

　　1．脳血管障害をどうとらえるか …………………………………………………………39
　　　　1）異常も正常　40　　2）身体は一体　40　　3）静から動へ　41
　　　　4）角運動を確保する（柔軟性）　41　　5）症例に応じて基本方針を定める　41
　　　　6）重要な生命機能と姿勢調節　42　　7）実用歩行　43
　　2．体節部の保持機能 ………………………………………………………………………43
　　3．リズム的安定化の実際 …………………………………………………………………45
　　　　1）頸の安定化　45　　2）体幹と骨盤帯の安定化　47　　3）股関節の安定化　47
　　　　4）膝関節の安定化　50　　5）立位での安定化　51
　　　　6）肩関節・肩甲帯の安定化　52　　7）肘関節の安定化　56
　　4．関節可動域運動 …………………………………………………………………………56
　　　　1）頸部　56　　2）体幹と骨盤帯　57　　3）肩関節　60　　4）前腕　62
　　　　5）手関節　63　　6）手掌, 手背の組織　64
　　　　7）中手指節（MP）関節, 指節間（IP）関節　64
　　5．運動障害 …………………………………………………………………………………65
　　　　1）歩行パターンの誘発　66　　2）下肢PNFパターンの修正　68
　　　　3）上肢PNFパターンの修正　69　　4）反射を利用した運動の誘発　70
　　　　5）体幹・骨盤帯コントロール　73　　6）膝立ち位　78
　　　　7）立位での歩行パターンの誘発　80
　　6．平衡運動反射および立ち直り反射・反応 ……………………………………………81
　　　　1）眼球運動の改善　82　　2）眼からの立ち直り　82
　　　　3）防御伸展反応による麻痺側上肢の伸展誘発　83
　　　　4）座位での頭からの立ち直り　83
　　　　5）膝立ち位による平衡運動反射・立ち直り　83
　　　　6）足踏み反応（stepping reaction）の誘発　85
　　　　7）立ち直り反射・反応による足関節背屈　85
　　7．脳神経系障害への対応 …………………………………………………………………86
　　　　1）眼筋　86　　2）顔面筋　86　　3）咀嚼筋　86　　4）舌筋　87
　　8．装具と寒冷療法 …………………………………………………………………………88
　　　　1）semi-long leg brace　88　　2）寒冷療法　89

　　　　　　　　　　　　　　後書き …………………………………………93
　　　　　　　　　　　　　　索　引 …………………………………………95

第1章
正常な身体運動の基本要素

1. 二足歩行で移動するヒト

ヒト　　　　　　　ヒトの起源はいまだ実証されていない．現在までに人類学者らによって発掘された最も古い化石人類は約1000万年前に生存していたと推定されているオレオピテクスである(図1-1)．身長110〜120cmで，すでに二足歩行していたとのことである．移動様式として二足歩行に至った事実は，ヒトの形態学的特徴をつくりだしたといえるが，それ以上に移動動作から手が解放され，工夫や思考を重ねて種々の道具をつくってきた過程で大脳が発達したことが，現在のヒトの最大の特性であろう．

二足歩行　　　　　しかし，二足歩行の不利な諸点として，支持面積が狭くなったこと，歩行補助器なしでは片足で歩けない（四足動物は三本足でもある程度は
腰痛　　　　　　移動可能），脊柱に過度な負担がかかり，腰痛が多発するなどである．そ
姿勢調節機序　　　れらを補うために，中枢神経系を中心にした姿勢調節機序が発達したと思われる．しかし，ヒトは処女歩行に生後約12カ月を要したり，姿勢調

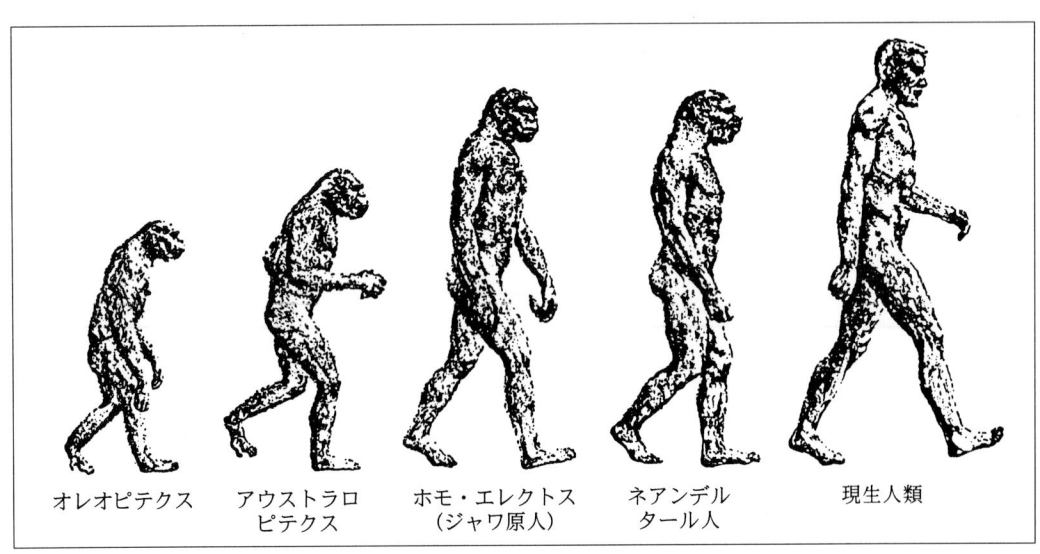

図1-1　化石人類と現生人類
(ライフ大自然シリーズ『原始人』，タイムライフ社昭和45年刊より)

節機序の障害程度により歩行困難,もしくは歩行不能に陥る宿命にある.

植物と異なり,原則として自ら移動することで生活の糧を獲なければならない動物としてのヒトにとって,いかに乗り物が発達した現代社会とはいえ,その基本になるのは**歩行**である.しかし便宜上,歩行を人間生活の基本単位として考えるとしても,それが可能となるためには複数の要素が必要となる.したがって,**片麻痺患者の障害像**を理解し,かつその**運動療法**を実施するうえで,正常な**身体運動***の基本要素を理解し,それを常にイメージしておくことがきわめて重要である.片麻痺患者の運動障害も,基本的には身体運動の基本要素が大なり小なり損なわれた現象にほかならないからである.以下,より重要と考えられる基本要素について整理しておく.

2. 主な基本要素

1) 筋力 (muscle strength)

地球上に誕生すれば,まずは**重力(G1)**の洗礼を受け,一生涯その環境下で生きることになる.そして,それに完全に対応できなくなった状態は,いわゆる「**寝たきり**」である.

最初に発達する身体機能は,姿勢保持に要する中枢部から末梢部にかけての**抗重力筋**(主に**緊張筋**)の発達である.そして,中枢神経系の発達に準じてより高度な姿勢保持機能が獲得されるとともに,**相性筋**の発達により各体節部および全身の**重心移動**をより円滑で協調性に富む高度な運動を学習(習得)していくことになる.

時実,島津は単一運動単位の活動電位から緊張筋 (tonic muscle) を**脊髄化** (spinalization) と名付け,相性筋 (phasic muscle) を**皮質化** (corticalization) と名付けたが,上記した骨格筋の発達過程と関連していると思える.

---

*本書で「運動」(movement) という用語は,いわゆる身体自体の運動という意味で用いるときと筋力増強や関節可動域などを目的とした運動 (exercise) という意味で用いるときがある.「動作」(motion) という用語は,ADL のなかの特定の目的行為という意味で用い,「活動」(activities) という用語は,意思決定,知的・精神的機能などを含めた意味で用いることを断っておきたい.

ちなみに,「訓練」(training) という用語には,対象者との目線を同じにするのではなく,指揮する者が上位に立っているとか,さとし,いましめるとか,動物にある学習を行わせるための組織的な手続き,などの意味が含まれているので,本書では用いない.ただし,ADL などに関連して,たとえば,gait training などと用いるときがあるが,その場合,状況に応じて「練習」,あるいは「指導」という用語を用いる.

2. 主な基本要素

筋力
動筋
拮抗筋　固定筋　共同筋

人間の身体運動の基本要素として，筋力は欠くことができない．しかも筋線維の種類((type Ⅰ，type Ⅱ，その中間)，筋収縮の種類や目的(動筋，拮抗筋，固定筋，共同筋)，さらには筋の運動反射としての，反射の放散，相反神経支配，反射の抑制，加重，反跳，そして疲労などを考えると，その機序は複雑である．単純に筋の機能レベルを筋力だけで断定するのではなく，その質的機能を総合的に理解する必要がある．

2) 持久性 (endurance)

持久性

ある一定の運動や作業の効率を低下させることなく，それらをどれほど持続できるかが持久性である．42.195 km のマラソンはその1つの例である．持久性には心肺機能をはじめ，筋の性質，血管支配，栄養，エネルギー代謝，精神面など多岐の要素が関与している．

生命維持機能

いわゆる疲労とは，上記した要素との関連で生じる現象である．そして，長寿とは，生命維持機能の持久性であるといえる．

酸素負債

一流の100メートルランナーは10秒前後を競うので，運動生理学的には持久性を必要とせず，酸素負債の状態で走り，走行後に不足分を補う．しかし，その選手生活が数年で終わる場合と10年以上も続く場合とでは，持久性の意味は異なるが，後者の持久性が長いといえる．俗にいう，息が長いという持久性もある．このように考えると，持久性はいわゆる体

体力

力 (physical fitness) という概念を多分に含んでいる．

防衛体力　行動体力

体力の定義はその範囲が広くさまざまである．少なくとも生命維持としての防衛体力とそれに支えられた諸々の活動性としての行動体力とがある．一般的には後者を体力とよぶのがふつうである．

有酸素作業能力
最大酸素摂取量

猪飼らは体力の指標として，有酸素作業能力，そしてその客観的指標として最大酸素摂取量をあげている．体力という概念には持久性以外の他の多くの要素を含み，いわばメンタル面をも含む総合的な心身のエネルギーといえる．

3) リズム，スピード (rhythm, speed)

リズム

リズムといえば，音楽を想起する．しかし，リズムは心臓の拍動，呼吸，覚醒と睡眠など生体の生命機能自体の現象でもある．また，天体(宇宙)の動きや地上の自然界(地球)の営みも一定のリズムで秩序が保たれている．したがって，これらのリズムが乱れるという現象は，なんらかの病態や異常の現れを意味する．

スピード
角運動

また，通常身体の一部，あるいは全身運動には一定のリズムとスピードとを伴う．身体運動の基本要素の1つは筋収縮による関節の角運動の反復である．たとえば伸展・屈曲の反復スピードは相反神経支配による

　　　　　　　双方の筋収縮の切り替えが円滑に行われる必要がある．そして，その切
　　　　　　　り替えに要する時間的間隔と筋収縮のスピードとが身体運動のリズムを
タイミング　　生みだす．また，身体運動におけるリズムは筋の緊張と弛緩のタイミン
　　　　　　　グともいえる．これは筋疲労を最小限にとどめ，効率的に運動を遂行す
　　　　　　　るうえで重要な要素となる．

　タイミングとは，特定の目的動作を効率的に遂行するために，身体運動開始と終了，そしてその過程（連続的動作の順序 sequence）でスピード，筋収縮の強弱などを調節することである．したがって，身体運動のスピードとリズムの調節能力が高いほど，種々の運動や動作への適応性は幅広くなる．

　たとえば，球技スポーツのようにボールの速さ，位置，軌跡などの変化に即座に反応しなければならないような身体運動では，直線歩行のように比較的単純な運動に比べ，かなり高度な内容となる．

　時間を争う競走，水泳，滑降スキーなどの競技は，スピード自体の争いである．しかし，スピード自体の争いではなくても，テニス，サッカーなどの選手の水準は基本的にボールコントロールとスピードとの水準で決まる．野球のピッチャーの水準もボールコントロールとスピードとの水準で決まる．

　さらに，ボクシング，剣道，柔道などの格闘技でも，選手自身の動きや技のスピードが勝負のポイントになる．これらの事実から，運動のスピードは，その背景に種々の基本要素を包含していることから，身体運動・活動の総合能力の重要な指標の1つになることを認識しておく必要がある．

　蛇足ではあるが，社会におけるあらゆる分野での自由競争においても，活動や業績の質量とそれらの完成過程のスピードとが勝敗の鍵になることは周知のごとくである．

4）柔軟性（flexibility）

　身体を支える基本構造単位として骨格があり，各関節で連結されて骨格系を構成する．身体運動は関節における回転，もしくは角運動が並進，もしくは線運動に変換されたものであり，関節を含む骨格系の役割は身体構造の支え（骨組み）だけではなく，筋収縮を効果的に発揮して効率的身体運動を遂行するためにも重要な役割を担っている．

柔軟性　関節可動域　　身体の柔軟性（関節可動域）を左右する要因として，筋，結合，皮膚組織などの弾性のほかに各関節の構造や骨の形態などがあげられる．身体の柔軟性とはこれらが総合的に絡んだものである．

　動作の種類により必要とされる各体節部の可動域はさまざまである

が，特定の動作に必要な最低限度の可動域が得られなければ，動作の遂行が困難，もしくは不可能になる．また，筋収縮の効率，運動のモーメントといった点からみても，関節可動域範囲が大きいほうがより有利であることは明らかである．また，あらゆる組織は加齢によって硬化，あるいは萎縮して，各器官の機能低下をきたすのが一般的現象である．これは，若年層の柔軟性，弾性に富む筋，靱帯の断裂や骨折が高齢者のそれよりも起こりにくいことでもわかる．

5）姿勢調節（postural control）

骨格筋が機能しても，重力に抗して，必要に応じて種々の姿勢を静的および動的に垂直位に保持できなければ，身体運動は不可能になる．

Monnier (1970) による姿勢制御の反射図式（**図 1-2**）をみても姿勢調節機序がいかに複雑であり，姿勢反射，平衡運動反射，立ち直り反射などは，脊髄から大脳皮質に至る中枢神経系の重要な働きであることがわ

姿勢制御　姿勢調節
姿勢反射　平衡運動反射
立ち直り反射

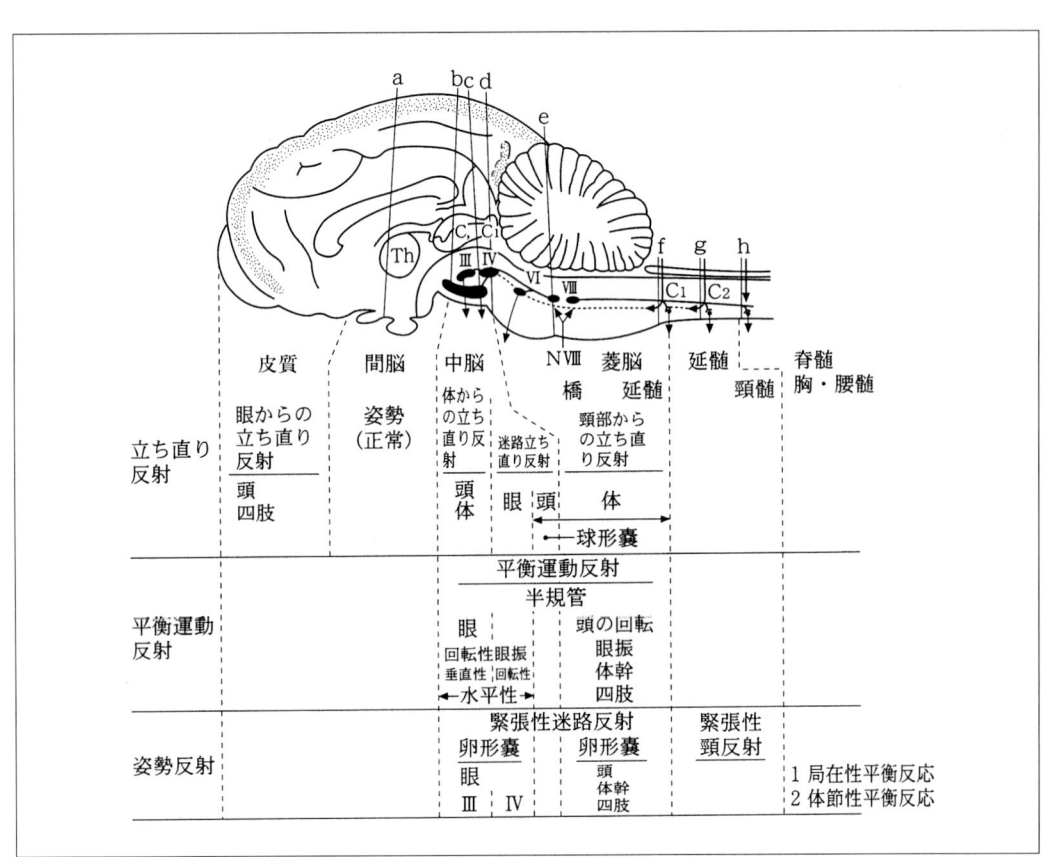

図 1-2　姿勢制御の反射（Monnier 1970）
（中村隆一：基礎運動学より引用）

かる．

　ヒトの中枢神経系は，四足から二足歩行に至る過程で，より高度な姿勢調節が要求されたことから進化してきたと推測される．また，姿勢調節には外界および生体内の変化あるいは刺激，情報を速やかに，そして正確に受容するセンサーが作用しなければならないのはいうまでもない．

　脊髄レベルのより単純な反射から大脳皮質レベルのより複雑な反応や随意運動，そして，それらの統合や運動学習（motor learning）は高度な身体運動の鍵となる．つまり，身体運動は身体が置かれている外界（環境）との関係で成立する．外界を的確に知覚，認知できなければ身体運動は不可能になる．また，身体運動・活動は外界に対する連続的適応行動であるともいえる．外界からの諸々の刺激，情報，要求などが生体にinput され，それらの質量に応じてそれぞれの中枢神経系のレベルで反射，反応，運動，行為，行動などとして output される．

　社会・自然環境のなかで生きていく（生活する）ことは，そのなかに混在している種々の刺激，情報，要求などを必要に応じて取捨選択しながらうまく対応，あるいは適応することにほかならない．しかし，地上における自然環境の一部である重力は，取捨選択する余地はなく，直立位で移動する人間にとっては，前記したように，常時対応すべき要素である．

(1) 姿勢反射（postural reflex）

　Magnus は，姿勢反射（構え反射，平衡反応）を3つに分類している．Monnier による反射図式では脊髄から中脳に反射中枢がある．基本的には延髄以下の低位除脳動物にみられる．

① 局在性平衡反応（local static reactions）：これには陽性支持反応や下肢の屈曲反射がある．

② 体節性平衡反応（segmental static reactions）：これには交叉性反射がある．跳び直り反応，踏み直り反応もこれに類似したものといわれている．

③ 汎在性平衡反応（general static reactions）：これには緊張性頸反射や緊張性迷路反射（一部中脳が関与）がある．

(2) 平衡運動反射（statokinetic reflex）

　平衡運動反射は，いわゆる平衡反応もしくはバランス反応とよばれているものである．Monnier の反射図式では延髄の一部から中脳の反射で，延髄にその中枢があるが，大脳皮質など上位中枢の制御を受ける．小脳もこの反射に関与している．

　この反射は外乱刺激が加えられたり，身体運動にさいして重心点を常

に支持面に保ち姿勢を保持するために作用する．これには保護伸展反応，防御反応，傾斜反応などがある．

(3) 立ち直り反射 (righting reflex)

この反射は文字どおり，身体のバランスを失ったとき，垂直肢位に修正しようとするもので，一連の連続した反射である．これを連鎖反射という．

Twitchellは立ち直り反射を基本的に4つに分類した．

① 頭部に働く反射 (optical righting reflex acting on head)
② 体表面から頭部，体幹，四肢に働く反射 (body righting reflex acting on head, body, limbs)
③ 迷路から頭部に働く反射 (labyrinthine righting reflex acting on head)
④ 頸部から体幹に働く反射 (neck righting reflex acting on body)

眼から頭部に働く反射は大脳皮質が関与している．その他皮質反射として，跳び直り反応，踏み直り反応がある．また，姿勢保持にさいし大きな重心動揺は潜時の長い反応 (long-loop respence) が関与している．

6) 協調性 (coordination)

単一の関節運動で遂行する動作は簡単であり，さほど協調性を必要としない．しかし，複数の関節運動および姿勢調節，スピード，リズム，タイミングなどを要する運動，動作の遂行には，身体の各分節部は協同して動く必要がある．筋機能についていえば，固定筋，動筋，拮抗筋，共同筋としての役割分担も協調性に関与しているといえる．あるいは，特定の動作を可能にするためには，各分節部の運動の方向はまちまちであっても，全体的にはカウンターバランスが保たれ，効率的に目的動作が遂行されている．たとえば，歩行にしろ，水泳にしろ，個々の分節部の運動の方向はそれぞれまちまちであるが，それらが上記したごとく，タイミングよく協同して動くとき，複雑な動作でも効率的に遂行できる．

7) 巧緻性 (skill)

精巧な作業には，手関節と手の運動に関与する筋の複雑な動きと微調節能力とを必要とする．外来筋や手内在筋，そして3本でも7本でもなく5本の手指がもつ独自の機能は，人間の知能とともに発達してきたといわれる．

Penfieldらによる報告 (図1-3) でも，手を含む上肢の大脳運動領の支配領域は広く，手と脳の関連性が高いことを知ることができる．手による作業は，クレーン車と同様に，その方向付けと固定の役割をもつ肩関

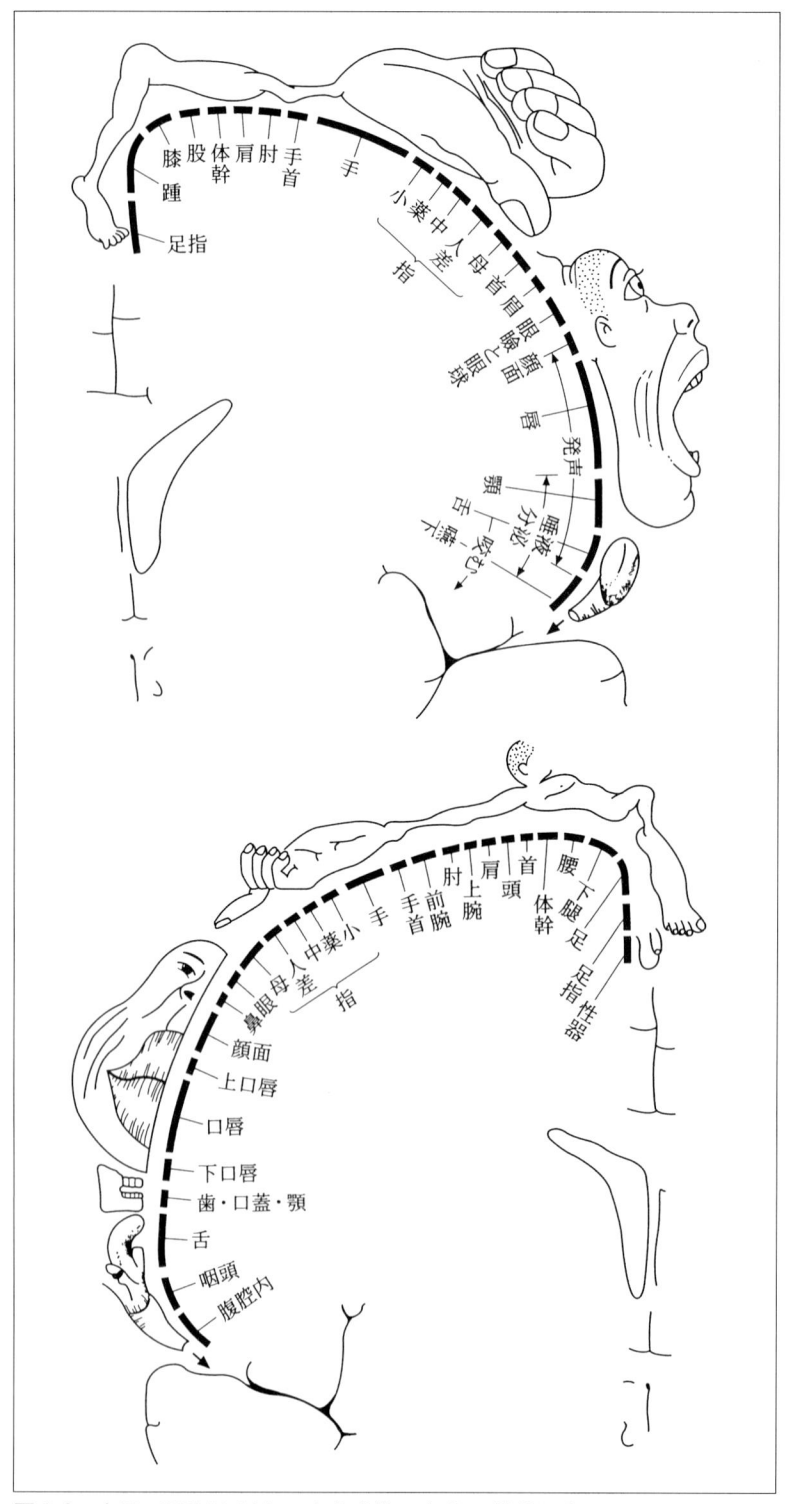

図1-3 皮質の運動野(上)と皮膚感覚野(下)の機能局在 (Penfield et al 1957)
大脳半球を中心溝に沿って縦に切った切断面である．(中村隆一：基礎運動学より引用)

節，肩甲帯，手のリーチを調節する肘の機能を必要とすることはいうまでもない．それにしても，曲芸師やサッカー選手などが足（脚）を手のように巧みに使いこなしているのをみるとき，幼児期の練習，運動学習次第では，手ほどではないにせよ，足による巧緻性もそれ相当に習得されることがうかがえる．そのような場合，大脳運動領の足の支配領域が普通の人よりも多少広くなっていると推察する．

ちなみに，片麻痺患者の麻痺側上肢の回復が実用手にならない場合，利き手交換をせざるをえないことがある．しかし，高齢になればなるほど，利き手交換の効率は悪い．これに関して，上記したごとく，若いときから非利き手も利き手と同様に，日頃より巧緻性を要する作業に使用しておけば，利き手が麻痺したときには有用となろう．

8）姿勢（posture）

それぞれの肢位における静的姿勢において，それぞれの解剖学的な指標が重心線上に配列（alignment）されているかどうかにより，その安定性に大きな影響を及ぼす．原因を問わず極度な四肢，脊柱の変形や異常筋緊張，高次脳機能障害によるpusher現象などは，身体の配列を崩して姿勢保持をはじめ，運動障害の起因になる．正常な立位姿勢における重心線の走行はそのバランスを左右する（図1-4）．ちなみに自動車，飛行

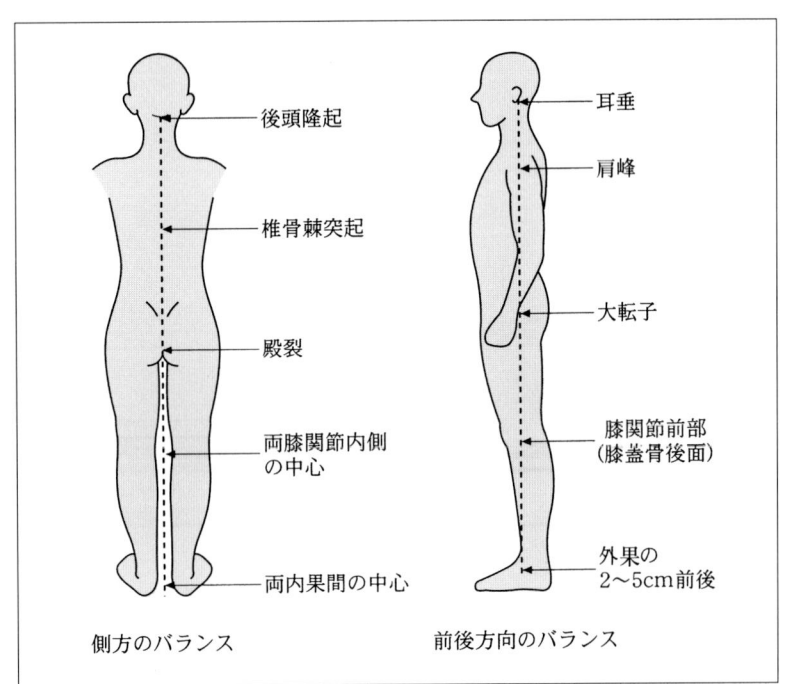

図1-4　立位バランス
（中村隆一：基礎運動学より引用）

機，船などにおいても構造物の配列のバランスは，それらの安定性を左右し，安全な乗り物の条件として最も重視されるべきことである．

●文　献

1) 時実利彦：人間であること．岩波新書，1970．
2) Tokizane T, Shimazu H：Functional differenciation of human skeletal muscle. Univ. of Tokyo Press, 1964, p. 62.
3) 矢部京之助：疲労と体力の科学．講談社，1986．
4) 猪飼道夫ほか：全身持久性の研究(1)．体育の科学，**16**：669-673，1966．
5) 石川友衛：運動生理学．第3版，医歯薬出版，1998．
6) 藤森聞一（編）：生理学大系；運動系の生理学．医学書院，1966．
7) 石河利寛ほか（編）：持久力の科学．杏林書院，1994．
8) 松浦義行：体力の発達．朝倉書店，1982．
9) Kenkyusha's New English-Japanese Dictionary. 第5版，1980．
10) 嶋田智明ほか（編）：関節可動障害．メディカルプレス，1990．
11) Monnier M：Motor and psychomotor functions. Functions of Nervous System, vol II, Elsevier, 1968.
12) 千葉康則：脳-行動のメカニズム．日本放送出版協会，1966．
13) 奈良　勲：脳卒中の運動療法．理・作・療法，**10**：961-968，1976．
14) Magnus R：Korperstellung. J Springer, 1924.
15) Twitchell TE：Attitudinal reflexes. *J Am Phys Ther Ass*, **45**：411-418, 1965.
16) Penfield W, Rasmussen T：The cerebral cortex of man；A clinical study of localization of function. Macmillan, 1957.
17) 中村隆一ほか：基礎運動学．第4版，医歯薬出版，1991．
18) 真島英信：生理学．改訂17版，文光堂，1978．

第2章
脳血管障害の障害構造と機能診断

脳血管障害

ここ数年来，わが国における脳血管障害による死亡率は悪性腫瘍，心疾患についで第3番目になった．しかし，脳血管障害による片麻痺患者の生存率が高くなったこともあり，理学療法の対象疾患としては上位を占める．しかも，脳血管障害により，精神機能，高次脳機能，運動機能，姿勢調節などの多様な障害をきたし，人間としての心身の機能を脅かすきわめて深刻な疾患の1つである．

精神機能　高次脳機能
運動機能　姿勢調節

障害構造
機能診断
検査・測定と評価

脳血管障害の詳細な病理，医学的診断および各障害の具体的検査，測定方法については他の専門書に譲るとして，ここではとくに障害構造と機能診断（検査・測定と評価）のとらえ方に限定して理学療法的視点から要点のみを述べる．

それに先立ち，機能診断において，基本的に認識しておくべきことは，人間の日常生活活動（activities of daily living：ADL）水準は，それに必要なそれぞれの基本要素が上位中枢神経系による制御と統合とにより，総合的に表出されたものであるといえる．

日常生活活動（activities of daily living：ADL）

ADLのactivitiesが動作と訳されていることがある．しかし，第1章でも少し触れたが，日常の生活では意思決定を必要とすること，あるいは動作だけではなく知的・精神的機能も含まれることから，activitiesの訳を活動とするのが妥当と考える．

残存能力表出率

筆者はその視点に立ち「脳卒中片麻痺患者における障害構造の研究；残存能力表出率の判定法の検討」を報告している．これは，患者のADL水準は，それぞれの身体活動に関係する諸要素の障害が集積された水準と等しいとの仮説に基づく研究である．

たとえば，学校教育における総合学力は，それぞれの科目の点数を集積した水準で定まるのと類似している．このことから，ADL検査と他の検査項目とを並列にして評価するのは論理的ではない．ちなみに，ADLを森，各検査項目（障害項目）を木にたとえることができる．

もし，種々の身体運動・活動に関与するそれぞれの要素の役割およびその質量が理解されていれば，それらの障害の検査・測定と評価結果からADL水準を推測できるはずである．逆に，ADLの評価結果からそれ

障害像

それの身体運動・活動の基本となる要素の障害水準を推測することもできるはずである．しかし通常，双方の側面から検討するのは，それらの因果関係を確認し，患者のADL水準に及ぼしている障害因子を特定するためである．問題にすべきことは，諸々の障害因子とそれらが総合的にADLとして表出された現象との相関性を考察して，患者の障害像を把握する必要がある．

予後予測
到達目標

また，検査・測定と評価といった一連の作業を通じて，回復水準の予後予測を行うことなしに患者の到達目標を定めることはできないはずである．筆者が行った上記の研究はこの問題意識から派生した課題でもある．

この研究では，ADLを5段階に区分し，便宜上1段階を20%として縦軸に記載する．残存能力の大項目を，①運動機能，②姿勢反射（主に平衡機能，立ち直り反応），③深部感覚，④表在感覚，⑤知覚認知（高次脳機能を主体にしたもの），⑥知的能力の6つに定め，それぞれの大項目のなかに総計42の小項目を設けた．そして大項目ごとに%で表し，縦軸に

残存能力

記載するようにした．各大項目をグラフにプロットして，残存能力のプロフィールとして記載し，同時にその平均値をみる．さらに，残存能力がADLとしてどれだけ表出されているかを知るために，

$$表出率 = ADL(\%) / 残存能力の平均値(\%)$$

の式で求めた．これに基づき評価を定期的に行い，グラフに記載する．一般的傾向として，発症初期にはADL水準は残存能力水準よりも低いが，最終的には双方のレベルが均衡してくる．しかし，年齢やその他の重度の合併症などがあればその限りではない．

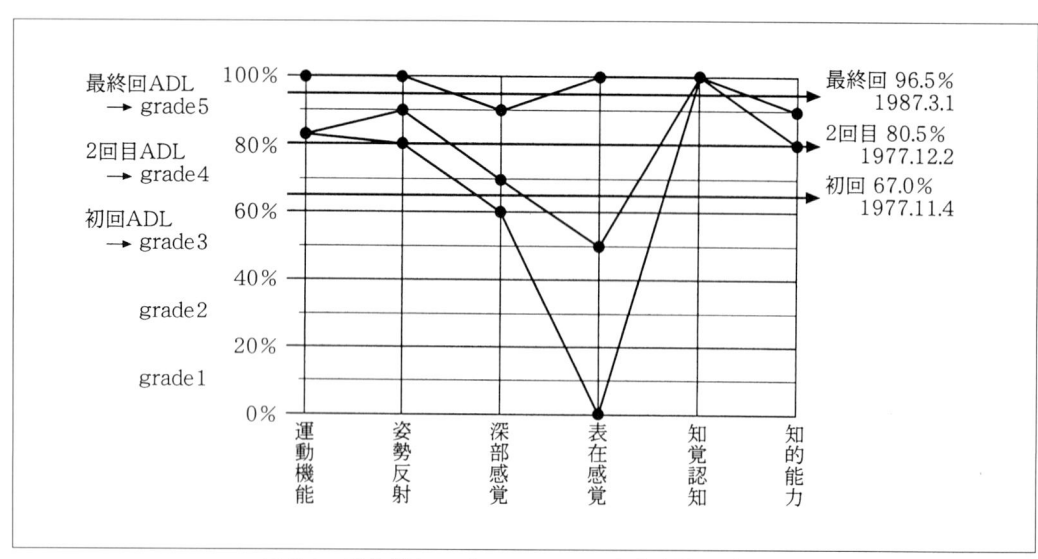

図2-1　残存能力のプロフィールと表出水準のグラフ

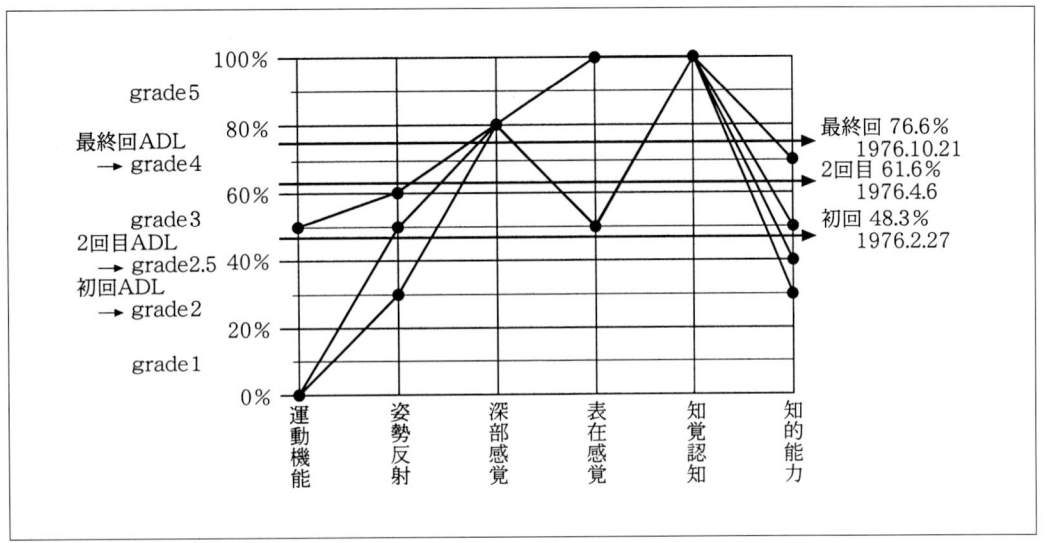

図 2-2 残存能力のプロフィールと表出水準のグラフ

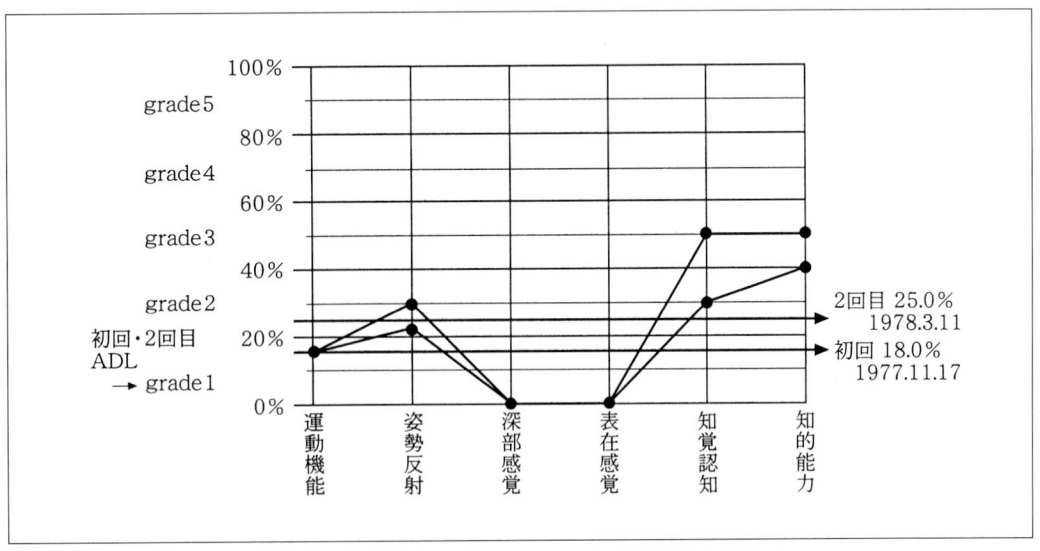

図 2-3 残存能力のプロフィールと表出水準のグラフ

　図 2-1 は，比較的順調に回復し，ADL が自立した症例である．図 2-2 は，入浴を除き，ADL が自立した症例である．図 2-3 は，発症からの経過も長く，転院してきた患者であった．残存能力の回復もほとんどみられず，ADL は全介助にとどまった症例である．

　この研究で対象とした 50 名の残存能力の ADL 水準としての表出率を表 2-1 に示す．

　これによれば，残存能力，ADL の初回，最終回の改善値・率および表出率ともに有意差が認められる．

　以下，主な障害をあげ，それらが正常な身体運動の障害となる因子お

表 2-1 残存能力の ADL 水準としての表出率（N＝50）

	残存能力 総体値	ADL 水準	表出率
初　　回	64.1%	G2.7(54%)	84.2%(SD21.1)
最　終　回	79.3%	G4.2(84%)	105.9%(SD23.6)
改　善　値	15.2%	G1.5(30%)	｜t｜＞t49(0.01)
改　善　率	23.7%	55.5%	｜t｜＝8.315

よび評価（検査・測定）の基本論について述べる．

1．痙性麻痺

錐体路障害　痙性麻痺　　脳血管障害により錐体路障害をきたした多くの片麻痺患者は痙性麻痺を呈する．錐体路は大脳中心回の運動皮質にある運動神経細胞から発する軸索線維で，随意運動刺激を上位運動ニューロンから脳幹や脊髄の下位運動ニューロンに伝える．上位中枢神経の制御作用が低下し，脊髄レベルの原始反射の抑制が弱化すれば，いわゆる解放現象として種々の陽性徴候が出現する．錐体路徴候としては以下の4項目があげられている．

制御作用
原始反射　解放現象
錐体路徴候

深部反射　　① 深部反射亢進
共同運動　　② 共同運動（synergy，病的連合運動）
表在反射　　③ 表在反射の減弱・消失（腹壁反射は代表的）
病的反射　　④ 病的反射（Babinski 反射は代表的）の出現

運動領域　弛緩性麻痺　　田崎らは Fulton の報告を紹介し，そのなかで，上位運動ニューロンの運動領域4では弛緩性麻痺を呈し，運動領域6では痙性麻痺を呈すると述べている．しかし，一般には運動領域4と6の混合した徴候が多くみられると述べている．

CT　MRI　　痙性麻痺の回復予後と種々の症状は，基本的には病巣部位と脳血管障害の度合いとによって決定される．CT，MRI などの開発により，その部位や障害度は比較的容易に鑑別されるようになった．しかし，最終的に患者の回復が ADL としてどこまで回復するかの予後予測に関するデータはいまだ十分に報告されているとはいえない．病巣部位と症状の一般的関連については諸家が報告しているのでここでは割愛する．

1）痙性麻痺による障害因子

共同運動要素を含む痙性麻痺は，主に以下の障害因子となる．
　　① 種々の抗重力肢位における姿勢保持および姿勢調節に必要な筋の
共同収縮　　　　作用と微調節（共同収縮 co-contraction）
　　② 動作の速やかな開始

動筋　拮抗筋	③　相反神経支配下にある動筋，拮抗筋の協同性低下による協調性，スピードの低下および反応時間の遅延
選択的運動	④　選択的運動・動作（個々の関節運動）
	⑤　③，④による協調性，巧緻性，リズム，タイミング
	⑥　パワー
	⑦　易筋疲労による持久性
関節可動域制限	⑧　筋線維短縮・硬化による関節可動域制限
	⑨　筋線維短縮・硬化による循環障害，痛み

2）痙性麻痺の評価

量的障害 異常筋緊張 質的障害	痙性麻痺の評価において配慮すべきことは，その特性である量的障害としての筋の麻痺（筋力低下）と異常筋緊張（abnormal muscle tone）および共同運動の要素を含む質的障害としての筋機能（個々の関節運動やスピード，協調性，巧緻性など）を併せて総合的に調べることである．したがって，徒手筋力検査（MMT）は個々の関節運動が可能になった片麻痺患者に用いることはあっても，共同運動に支配されている患者に用いるのは不合理である．
運動機能 Brunnstrom 回復段階検査法	痙性麻痺のとらえ方として，一般には患者の麻痺側の筋の質・量としての運動機能（motor function）をみるのが妥当である．これまで種々の運動機能検査法が開発されている．なかでも Brunnstrom による手指，上肢，下肢の麻痺の回復段階検査法は国外よりも国内で普及している．Brunnstrom による回復段階（以下，Br. stage）の検査は，麻痺自体の回復と筋緊張の変化，そして共同運動の 3 つの要素を総合的に把握できるといえよう．

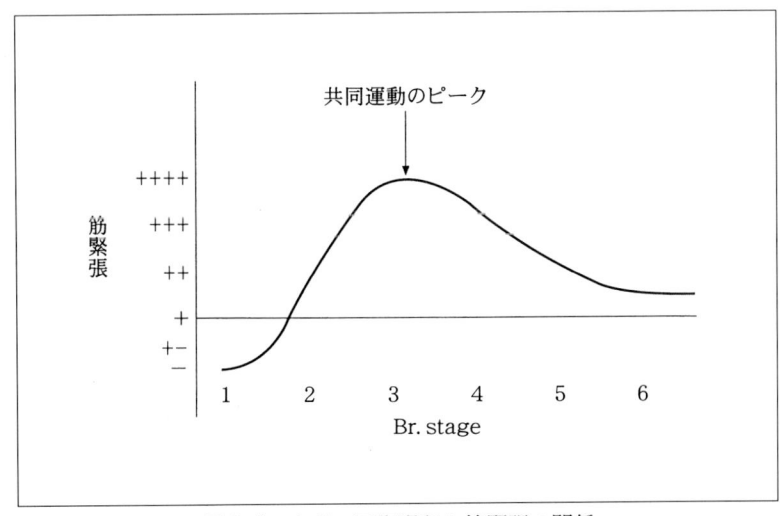

図 2-4　麻痺の回復過程と筋緊張の関係

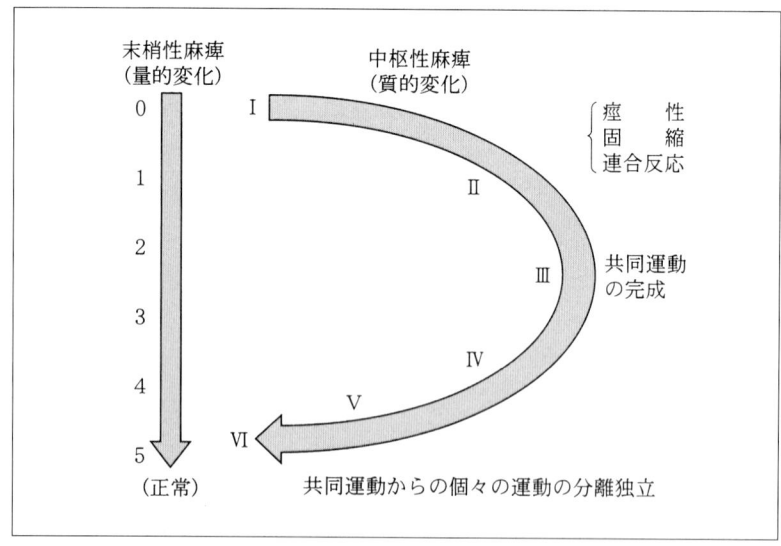

図 2-5 末梢性麻痺と中枢性麻痺の回復過程の差
（目でみる脳卒中リハビリテーションより引用）

　理論的には筋緊張と麻痺の回復過程は**図 2-4** のようになると考える．Br. stage 6 段階まで回復する症例はごく少ないが，臨床的には筋緊張が正常（＋）になるケースはまれであることから，**図 2-4** には Br. stage 6 を＋としなかった．上田は末梢性麻痺（量的変化）と中枢神経麻痺（質的変化）の回復過程の差を**図 2-5** のように表している．

頸　体幹
骨盤

NTP stage

　吉尾，筆者らは，運動の基盤となる身体中枢部としての頸，体幹，骨盤を重要視して，手指，上・下肢の運動機能だけではなく，頸，体幹，骨盤（neck, trunk, pelvis：NTP）の運動機能の回復過程もとらえる必要性を感じ，便宜上 Br. stage 6 段階に合わせてその検査法を考案（**表2-2**）し，NTP stage とした．その基礎データは 76 項目の基本動作を片麻痺患者および健常高齢者に行わせて難易度を調べ，基本動作を代表すると思われる動作項目を抽出した．NTP stage の判定基準は以下のようにした．

① 動作不可の項目が 1 つ以下となる NTP stage とする．
② ①の NTP stage が複数あるときは，その最上位をとる．
③ ①または②の NTP stage より上位の 2 段階に，それぞれ 2 つの不可項目があり，残る項目が可能な場合，その 2 段階下位の NTP stage とする．

　NTP stage の運動機能検査は，四肢の検査と異なり，麻痺側だけの検査が不可能なことから，麻痺側・非麻痺側を併せてみていることになる．また，姿勢反射，平衡運動，柔軟性（関節可動域）などの障害因子が含まれていることを認識しておく必要がある．よって，NTP stage は Br.

表2-2 片麻痺の頸・体幹・骨盤運動機能検査表

			氏名			男・女		年 月 日生			
			診断				発症	年 月 日			
								（可：○ 不可：×）			

			検査日			
1	a．背臥位で外後頭隆起を床から5cm未満挙上可能．					
	b．背臥位で体幹を健側へ側屈できる．					
	c．背臥位で体幹を回旋し，健側肩甲骨下角を床から離すことができる．					
2	a．背臥位で外後頭隆起を床から5cm以上挙上可能．					
	b．背臥位で体幹を回旋し，患側肩甲骨下角を床から離すことができる．					
	c．屈膝臥位で頸を正中位に保持し，骨盤を左右へ30度ずつ回旋できる．					
	d．腹臥位で顎を床から2cm挙上可能．					
	e．椅座位で頸の左右への回旋（40度）を繰り返しできる．					
3	a．背臥位で体幹を患側へ側屈できる．					
	b．背臥位から両側へ側臥位になれる．					
	c．背臥位→側臥位→長座位になれる．					
	d．椅座位で体幹を45度屈曲し，さらに戻すことができる．					
	e．椅座位で頸を正中位に保持し，体幹の回旋を左右へ30度ずつ繰り返しできる．					
4	a．椅座位で腕を組み，対側の膝に肘をつけ，さらに戻し，左右へ繰り返し行うことができる．					
	b．屈膝臥位で股関節が0度になるまでブリッジが可能．					
	c．長座位から膝立位になれる（股関節10度以内）．					
5	a．膝立位（股関節10度以内）で頸を正中位に保持し，体幹の回旋を左右へ30度ずつ繰り返しできる．					
	b．椅座位で両側殿部を一側ずつ挙上できる．					
	c．背臥位からロッキングで起き上がることができる．					
6	a．ロッキングでの起き上がりを10秒間に3回以上できる．					
	b．屈膝臥位で健側下肢を浮かし，患側下肢のみで股関節が0度になるまでブリッジができる．					
	c．膝立位から両側への横座りができ，さらに戻すことができる．					
※特記事項		NTP stage				
		Br. stage 下肢				
		上肢				
		手指				
		ADL grade				
		検者				

stageと異なり，回復段階を明確に弛緩，痙性，回復期としてとらえるのは困難である．ただし，麻痺側の肩甲帯の後退，体幹の側屈，骨盤帯の後退などは上・下肢の共同運動との関連性が深く，それらの現象を体幹，骨盤の共同運動の一部としてとらえることもできる．いずれにせよ，この研究ではNTP stageと上・下肢のBr. stageおよび歩行能力水準，そしてADLとの相関は高く，運動機能の回復段階の検査の1つとして，その有用性は十分あると思われる．

2．異常筋緊張

通常，異常筋緊張は痙性麻痺という概念に含まれ，いわゆる原始反射を伴うことが多い．しかし，錐体路・錐体外路徴候としての異常筋緊張には弛緩性（flaccid），痙性・痙縮（spasticity），強剛・固縮（rigidity），そして固縮と痙縮（rigido-spasticity）とが混在したものがある．異常筋緊張の分布は個々の患者の上・下肢の共同運動の特徴と関係が深い．しかし，個体差があるためBr. stage検査だけでは異常筋緊張のタイプや詳細な把握は困難である．

弛緩性　痙性・痙縮
強剛・固縮

それぞれの肢位により姿勢反射（緊張性頸反射，緊張性迷路反射，緊張性腰反射など）の影響を受けて筋緊張の分布に変化が生じることがある．これらの理由で，異常筋緊張の検査は，Br. stage検査とは別に単独に，かつそれぞれの肢位で行う必要がある．

緊張性頸反射
緊張性迷路反射
緊張性腰反射

また脳血管障害の病因の1つとして糖尿病がある．糖尿病を合併する片麻痺患者では，筋緊張の亢進はあまり認められず，むしろ筋トーンが低く，それに起因すると思える姿勢の支持性低下と緩慢な動作とが特徴的である症例をたびたび観察する．これは神経伝導速度の低下に起因するとも推察するが明確ではない．

1）異常筋緊張による障害因子

正常筋緊張

正常筋緊張（normal muscle tone）とは，たとえば，個人により限界はあるが，仮に身体に20kgの負荷が加われば，筋はそれに即座に対応して20kg分の筋緊張を起こし，その負荷が除去されると，速やかに元の筋緊張に戻ることである．しかし，筋緊張が過度に亢進もしくは減弱した異常筋緊張下では，このような状況に対する適応水準が低下もしくは不可能になる．

平山は，仮性球麻痺患者にまれにみられる過度な筋緊張（patatonia）を呈する症例があり，これは一時の筋緊張亢進であり，患者が随意的にリラックスできない状態であるという．このような症例を固縮などと見

筋緊張亢進

誤ることがあるので注意を要すると指摘している．
　過度な筋緊張亢進による障害因子としては以下のものがある．
① 筋緊張の調節機序が低下して，状況に応じて迅速で効率的な緊張とリラクセーションが困難
② その他の障害因子としては前記した痙性麻痺による障害因子を参照

筋緊張減弱　　また，過度な筋緊張減弱による障害因子としては以下のものがある．
① 支持性，姿勢保持，姿勢調節の低下
② 運動が困難かつ緩慢

2）異常筋緊張の評価

一般的に神経学的検査として行われているものを以下に示す．
① 腱反射（tendon reflex）
② 表在反射（superficial reflex）

他動的伸張　伸張　　③ 他動的伸張：急激に筋を伸張（stretch）して間代（clonus）をみるものと，ゆるやかに筋を伸張して筋抵抗の強弱とタイプ（痙縮；
折りたたみナイフ現象　　折りたたみナイフ現象，固縮；鉛管現象や歯車現象）をみるものがある．
鉛管現象　歯車現象

④ 病的反射：病的反射は錐体路障害の徴候である．臨床的に片麻痺患者の病的反射と Br. stage および腱反射とを並行して検査すると，それらの間に相関性を示唆する傾向が認められる．

　上記した検査は，通常，医師によって行われ，カルテに記入されていることが多い．理学療法的視点では，種々の肢位で他動的伸張による異常筋緊張の検査に主眼をおくのが望まれる．これは同時に関節可動域検査のスクリーニングを兼ねることもできる．しかし腱反射，病的反射の様態も発病からの過程で変化しうるものであり，それを経時的にとらえるために，理学療法士はそれらを含めて定期的に評価する必要がある．
　前記のように，異常筋緊張は姿勢反射の影響を受け，肢位により変化しうるので，その検査は種々の肢位で行い，かつそれぞれの検査肢位を明記しておくことが大切である．

3．運動のスピード

　痙性麻痺では一部または全身的運動のスピードが損なわれる．非抗重力肢位での手指や上・下肢などの運動のスピードの障害因子としては，異常筋緊張，共同運動のほかに感覚障害，運動失調などがある．抗重力肢位では上記した障害のほか，姿勢調節の低下を伴う症例は重心移動が

円滑に行えないとか，転倒の恐怖心などのため動作が緩慢になることが多い．したがって，トランスファー(transfer)，歩行(gait, ambulation)などの基本動作やADLの遂行に時間を要する．

稲坂らは100mの歩行スピードと持久性，平衡運動，Br. stageなどとの相関が高いことを報告している．

1) 運動のスピード低下による障害因子

運動のスピード低下による主な障害因子を以下に示す．

(1) 実用性

運動・動作の所要時間が長くなるほど実用性に欠ける．たとえば，尿意を感じた患者がトイレまで移動（車いすであれ歩行であれ）する時間が長すぎて，途中で漏らしてしまうとか，屋外で青信号が点いている間に横断歩道を渡れないなど，健常者を基準にした社会のなかで生活するときに不利となる．

(2) 防衛反応

反応時間という点からスピードをみると種々の迅速な防衛反応・行動（火事，地震などの危険な状況から自分の身体の安全を護る）の低下につながる．状況によっては，知的判断力や高次脳機能障害などとの関連性もあるので留意する．

2) 運動のスピードの評価

四肢の運動のスピードの評価には患者が可能な特定の運動・動作を一定時間（たとえば10秒，20秒の短い時間．長くなれば持久性の要素が入る）に何回繰り返して行えるかをみればよい．片麻痺患者では麻痺側と非麻痺側との回数を比較して，その比率を得れば定量化ができる．

全身運動のスピード評価としては，基本動作や特定のADLの開始から終了までの所要時間を測定する．車いす操作，歩行では20m，30mなどの所要時間を測定する．

屋内ADLが自立すれば，屋外ADLの実際的場面で評価する．

4．運動の持久性

前記したように，持久性はある一定の運動や作業をその効率を低下させることなく持続できるかである．痙性麻痺をきたした筋は，動筋と拮抗筋との協同性の低下，末梢循環障害などにより持久性に乏しい．片麻痺患者においては，高齢であることが重なり循環器系の機能も低下しており，持久性は著しく低下している．片麻痺患者の運動負荷に対する循

環系反応についての報告は，数多く報告されているので参考になる．

第1章でも述べたように，持久性は体力との相関も高いことから，片麻痺患者が在宅で過ごし，かつ社会参加を拡大するためにも，これらの要素の改善は重要である．

1）運動の持久性低下による障害因子

運動の持久性の低下により種々の身体運動・活動（仕事）を持続的に遂行できなくなる．その程度によっては実用性に欠ける．その悪循環として心肺機能，代謝機能，体力などの低下をきたす．

気温の低い環境で患者の歩行距離が短縮したり，疲労を訴えることが多いのは，筋緊張がさらに亢進し，それが末梢循環を低下させるためと思える．スポーツ選手が休憩時に身体の保温に努め，いわゆる筋のこわばりを防ぐのもその理由の1つである．

2）運動の持久性の評価

簡単な持久性の評価は，特定の運動や動作をその水準や効率を下げることなく，どれだけ持続（距離または時間）できるかを測定すればよい．運動生理学的には，心肺機能に関したデータ，また生化学的には血液，尿などの検査により運動負荷に対する疲労と持久性との関係を知ることができる．

5．運動の協調性・巧緻性

異常筋緊張，共同運動はもとより，不随意運動，運動失調，視覚を含む感覚障害，姿勢調節などあらゆる要素が関与している．運動発達という点からみても，協調性，巧緻性は最も高度な身体運動の要素であり，上位中枢神経系の関与が高い．したがって，脳血管障害においてこれらの要素の再習得はきわめて困難となる．

1）運動の協調性・巧緻性低下による障害因子

運動の協調性・巧緻性の低下による主な障害因子を以下に示す．

まず，協調性・巧緻性が求められる書字，針仕事などが困難もしくは不能になる．書字についてはワードプロセッサーを使用して対応している患者もいる．また，男性ではネクタイ結びも困難になるが，襟に取り付けるだけのネクタイが市販されている．男女を問わず料理については，すでに種々の自助具があるのでそれらを活用できる．

2）運動の協調性・巧緻性の評価

協調性の評価としては，たとえば歩行時の四肢の交互運動，車いす駆動時の非麻痺側の上・下肢の運動，NTP運動機能検査のNTP stage 5のcの検査（背臥位から両下肢を振り上げ，反動を利用して起きあがる）における下肢，体幹，頸などの身体全体の協調運動をみる必要がある．さらに，患者に上肢，手指による特定の運動や作業を課して協調性，巧緻性をみる必要がある．また，手指の協調性，巧緻性の検査として，間隔幅を段階的に設定した直線や曲線の枠の中をペンで線を引かせ，枠からはみ出るか否かをみる方法もある．

6. 姿勢調節

脳血管障害による身体機能の阻害因子として，姿勢調節の低下はおそらく最大の問題といえるであろう．姿勢保持は静的場面に限らず動的場面においても重要である．姿勢保持に関与する要素は正常反射の減弱と異常反射や異常パターンの出現，痙性麻痺，高次脳機能，知覚障害，視覚・前庭機能など多岐に及び，通常それらの要素が混在して患者の姿勢調節を低下させている．また生理学者により一部学説，もしくは用語の使用（概念）が異なり明確に理解できない部分もあるが，いずれにせよ，患者の姿勢調節低下が何に起因しているかを特定しなければプログラムの焦点が的はずれになる．

前庭系　感覚系　視覚系
中枢神経系
痛み　身体配列

これまで姿勢調節にかかわる三大要素として，前庭・感覚・視覚系があげられている．それらは重要な要素ではあるが，その他に中枢神経系（脊髄から皮質），痛み（その部位や程度），身体配列（変形，異常筋緊張

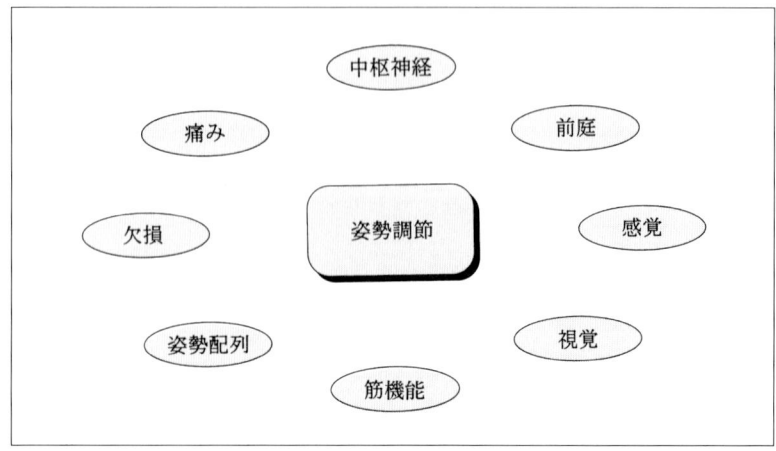

図 2-6　姿勢調節に関与する要素

などによる)，身体部の欠損，筋機能なども姿勢調節に関与する要素として加える必要があると考える(**図 2-6**)．

片麻痺患者では，外反母趾や足趾が筋緊張の亢進により屈曲していることが多い．これは立位での姿勢調節や歩行時の推進力の障害因子になる．

1) 姿勢調節機序の低下による障害因子

姿勢調節機序の低下は，中枢神経系のそれぞれのレベルの障害程度に伴う正常姿勢反射，平衡運動反射，立ち直り反射の低下，もしくは消失などを招き，それぞれの抗重力肢位の保持，基本動作や応用動作などの遂行が困難，もしくは不能となる．

2) 姿勢調節の評価

主な姿勢調節の評価として，姿勢反射を含む，以下の検査項目が必要となる．

① 緊張性頸反射，緊張性迷路反射の亢進
② 基本肢位における各分節部の保持能力 (tonic muscle tone の作用)
③ 基本肢位における平衡運動反射
④ 基本肢位における立ち直り反射

臨床的には上記の検査項目で姿勢調節の水準を把握できるが，客観的データとして，座位もしくは立位による重心動揺を重心動揺計などで測定しておくとよい．しかし，姿勢調節に関与している要素が多岐にわたるため，その障害因子を特定することは必ずしも容易ではない．理学療法士の帰納的分析能力が求められる．

7．生命機能

生命機能に関して理学療法領域で関与すべきこととして，呼吸，摂食(舌・咬合機能を含む咀嚼，嚥下)が主なものである．呼吸機能としては，呼吸中枢をはじめ，胸郭の可動域性，呼吸筋，気道の確保，肺の清浄，ガス交換など多岐に及ぶ要素が混在する．理学療法領域では，呼吸中枢自体の病態に対する対応は不可能であるが，その他の要素についての対応は可能である．また，摂食は栄養面のみならず，QOL の面からみても重要である．

したがって，生命機能の評価，理学療法を怠ってはならない．

1）生命機能低下による障害因子

生命機能の低下による主な障害因子を以下に示す．

 ① 脳血管障害に伴う呼吸機能低下については諸家の報告があり，主に拘束性換気障害を呈する障害が多いとされている．呼吸筋としての横隔膜の麻痺は，麻痺側の移動幅が健側のそれより小さい傾向を示したが，ばらつきも大きくさほど影響はないとしている報告もある．しかし，臨床上は，患者の胸郭拡大は高齢健常者よりも小さく，かつ吸気時は麻痺側の胸郭拡大が小さい場合が多い．呼吸筋の機能低下，体幹の痙性などが総合的に絡み，呼吸機能の低下をきたしていることは確実である．呼吸機能低下は持久性，体力の低下に影響を及ぼす．

 ② 脳血管障害に伴い，延髄神経核の上位ニューロンの障害で仮性球麻痺を呈し，摂食（咀嚼，嚥下）機能の低下をたびたびきたす．誤嚥による肺炎は呼吸機能だけではなく，生命をも脅かすことになる．また，栄養補給が不十分になり，免疫力，体力，持久性などの低下をきたす．

（欄外：呼吸筋／胸郭拡大）

2）生命機能の評価

主な生命機能の評価を以下に示す．

 ① 病巣部位および症状の確認により，その生命機能障害を予測する
 ② 呼吸パターンの観察および胸郭拡大量の測定
 ③ 必要に応じ，呼吸機能の臨床検査データを得る
 ④ 咀嚼パターンの観察および咀嚼（舌・咬合機能を含む）能力の検査
 ⑤ 嚥下パターンの観察および軟口蓋，咽頭または嚥下反射の消失，減弱の検査

とくに嚥下パターンについては，少なくとも以下の3段階に分けて検査しておく．

第一期（口腔期）：食物が口腔から咽頭に送りこまれる．
第二期（咽頭期）：食物が咽頭から食道に送りこまれる．
第三期（食道期）：食物が食道から胃に送りこまれる．
才藤は，上記の3段階に先行期（食物が口に入る前）と準備期（食物が口腔内に取り入れられて咀嚼）を加えている．

嚥下の検査には videofluorography が用いられているが，食物の種類（形態）や肢位により，嚥下に影響を及ぼす．才藤は，片麻痺患者では，座位で体幹を非麻痺側に多少側屈させるとよいと報告している．

（欄外：口腔期／咽頭期／食道期／先行期　準備期）

8. 二次的障害

二次的障害　　二次的障害とは，直接的に脳血管障害に起因したものではなく，初症後の医学的管理，理学療法の有無，あるいはその内容などによって生じる障害を指す．

1) 痛　み

視床痛　肩手症候群　　視床痛，肩手症候群など神経学的に生じる痛みを除けば，ほとんどは二次的障害である．また変形性膝・脊椎関節症など他の合併症によることもある．部位別では，肩関節周囲に痛みを訴えるケースが多い．肩甲亜脱臼　上腕関節の亜脱臼は直接痛みの原因になることはまれで，多くの場合，末梢循環障害　痙性筋の運動不足，短縮による末梢循環障害に起因すると思われる．ただし，過度な伸張で炎症を起こせば痛みの原因になる．

2) 変　形

変形　　病前の姿勢を本人，家族から聞いておくことが必要である．とくに，円背，体幹の前屈，側彎などは痙性麻痺，視空間失認などによる姿勢不良が原因となることが多い．また，加齢，痙性麻痺により外反母趾，外・内反膝，反張膝，扁平足などを呈する症例も多い．

3) 関節可動域

変形との関連もあるが，四肢の関節のみでなく，脊柱(頸～腰)，骨盤帯など中枢部の可動域性に注目する．運動学的には脊柱，骨盤帯は運動の軸になることから，それらの関節可動域（柔軟性）はむしろ四肢のそれよりも重要と考えられる．

4) 循環障害

これは，痙性麻痺，異常筋緊張等により筋肉によるポンピング作用が低下することが主な原因と思われる．皮膚観察，四肢周径に注目する．
二次的障害による障害因子および検査・測定については割愛する．

● 文　献
1) 奈良　勲：脳卒中片麻痺患者における障害構造の研究；残存能力表出率の判定法の検討．理・作・療法，**15**：745-758，1981．
2) 奈良　勲ほか：高齢者の中枢神経障害．理学療法学，**14**：159-167，1987．
3) 吉尾雅春ほか：片麻痺の頸・体幹・骨盤の運動機能検査法の試作．理・作・療法，**14**：831-839，1980．
4) 田崎義昭ほか：ベッドサイドの神経の診かた．南山堂，1991．

5) Brunnstrom S : Movement Therapy in Hemiplegia. Harper & Row Publishers, 1970.
6) 上田　敏：目でみる脳卒中リハビリテーション．東京大学出版会，1981．
7) 平山惠造：神経症候学．文光堂，1974．
8) 稲坂　恵ほか：片麻痺患者の歩行スピードについて—100m 歩行を獲得した症例検討．理・作・療法，**16**：865-870，1982．
9) 藤森聞一（編）：固縮と痙縮—その基礎と臨床．医学書院，1975．
10) 浅井　仁：片麻痺患者における足弓と運動機能の関係．理・作・療法，**17**：327-329，1983．
11) 福井圀彦（編）：リハビリテーション神経学．医歯薬出版，1984．
12) 吉尾雅春（責任編集）：理学療法 MOOK 1；脳損傷の理学療法 1．三輪書店，1998．
13) 米本恭三ほか（編）：リハビリテーションにおける評価．*Journal of Clinical Rehabilitation* 別冊，医歯薬出版，1986．
14) 平井俊策ほか：目でみる神経内科学．医歯薬出版，1995．
15) Bobath B : Adult Hemiplegia ; Evaluation and Treatment. William Heinemann Medical Books Ltd., 1970.
16) 平野　実：嚥下の生理と病態生理．理学療法，**2**：167-179，1985．
17) 才藤栄一：嚥下障害のリハビリテーション．理学療法，**2**：181-189，1985．

第3章
脳血管障害の運動療法の概念

1. 運動療法の原則

運動療法　　　　　　運動療法（therapeutic exercise）は，理学療法の対象疾患が拡大されるに従い，その概念や目的も多様化してきた．

機能・形態障害　　　運動療法は基本的に身体諸器官の機能・形態障害（impairment）に対して行い，それらの回復，あるいは運動・動作能力の再習得，再運動学習を目的とする．

運動　動作　　　　　場合によっては，新たな運動，動作の運動学習が必要なときがある．たとえば，大小の障害を有する片麻痺患者にとって，健常者であったときと同じような方法では目的とする運動，動作を遂行できないことが多

代償運動・動作　　　い．そのようなときは，代償運動・動作を含め新たな運動・動作様式を習得させる必要がある．

　　　　　　　　　　さらに，運動療法の主な内容は，骨，関節，循環，神経，筋，代謝な
運動障害　　　　　　どの機能不全に起因する運動障害の質量に応じて，運動療法プログラムの質（運動の内容），量（運動の負荷）を選択して身体諸器官の機能の活
身体運動　　　　　　性化，あるいは回復を図ることである．身体運動とは，身体の一部，も
角運動　　　　　　　しくは全身の重心点の移動であり，関節の角運動を伴うのが原則である．
等尺性収縮　　　　　しかし，等尺性収縮においては，原則として関節運動は起こらないが，静的姿勢保持においては，姿勢の微調節のために，ごくわずかな関節運動が起こる．これも広義には運動と解釈できる．

治療手段　負荷　刺激　運動が治療手段となりうるのは，「運動自体が身体に対する負荷，刺
運動情報　　　　　　激，運動情報（運動学習）」となり，身体にinputされるそれらの質量に応じて，それぞれの中枢神経系のレベルでなんらかのoutputを示すからである（図3-1）．そして，そのoutputの内容が身体にとって望ましいもの，つまりpositiveなものであるときに運動療法の有用性があることになる．

他動運動　自動介助運動　運動負荷の種類としては，他動運動，自動介助運動，自動運動，抵抗
自動運動　抵抗運動　　運動があり，患者の症状により選択して用いる．
等尺性　等張性　　　　筋収縮の種類には，等尺性（isometric）と等張性（isotonic）とがある．

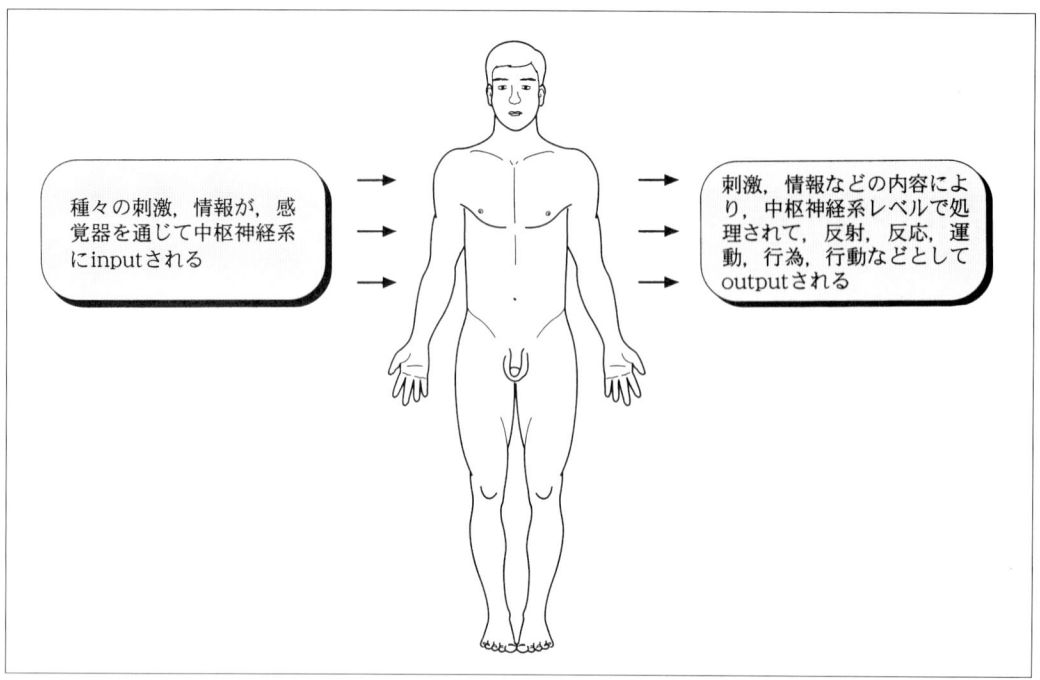

図 3-1　運動療法による身体への input → output

求心性　遠心性
等張性収縮
筋力増強運動
等運動性・等速性

　等張性は求心性（concentric）と遠心性（eccentric）とに分けられる．通常の運動では，筋の等張性収縮が主体であり，その過程で加速と減速とが生じる．機器を用いた筋力増強運動（muscle strengthening exercise）の一方法として，等運動性・等速性（isokinetic）で行うことがある．これは筋張力は変化するが，関節運動速度は一定に保たれている状態である．

　日常生活のなかで等運動性により近い動作としては，たとえば，溢れるほどに注がれたグラスの中の水やビールなどの液体をこぼさないように口元に運ぶときであろう．このほかにも日常生活のなかに等運動性的な動作が含まれているので，この種の筋収縮機能の改善も必要である．

　また，文化的な側面に目を向けると，太極拳，能楽，日本舞踊などに

重心移動
床反力

おける動きや重心移動はゆるやかであり，筋収縮もおだやかである．さらに，重心の上下移動はきわめて少なく，床反力も少ない（図 3-2, 3）．他方，8 ビートによるジャズダンスでは，動きは早く，重心移動や床反力も大きくなる（図 3-4, 5）．これらのことから，前者では，どちらかといえば等運動性に近い運動であるといえよう．この種のゆるやかな動き

運動制御

は一見易しいように思えるが，片麻痺患者などのように，姿勢調節や運動制御（motor control）機序が低下している患者にとっては予想以上に困難であることを観察する．ゆるやかな動きでは，片脚での支持期が長

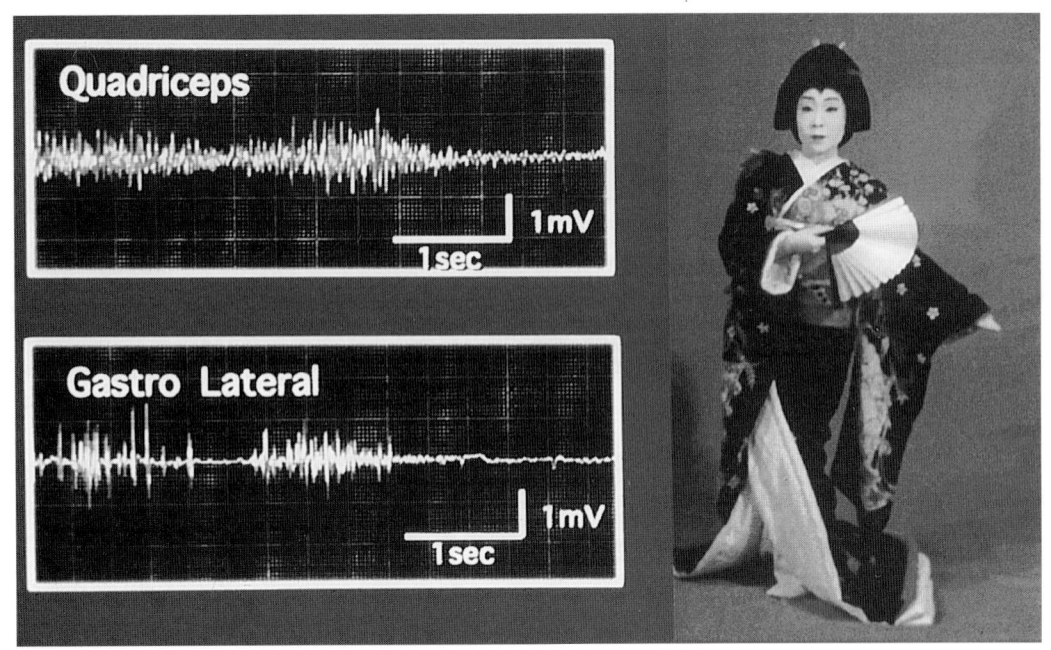

図3-2　日本舞踊時の大腿四頭筋と外側腓腹筋のEMG

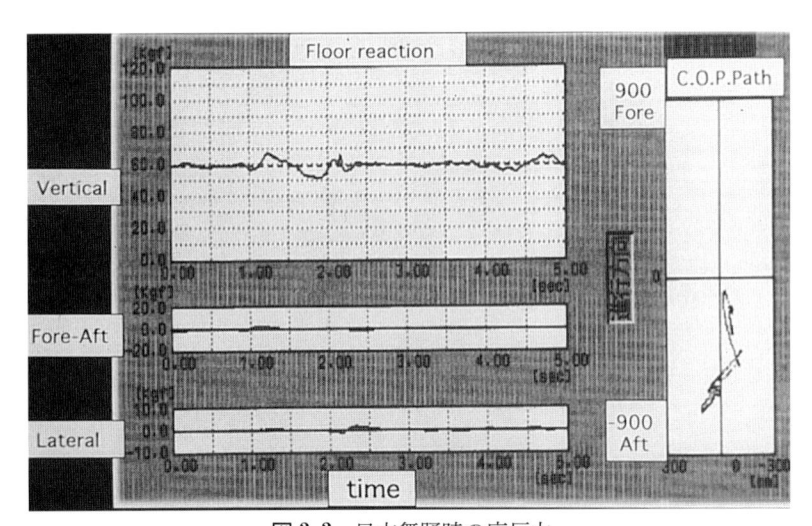

図3-3　日本舞踊時の床反力

くなる傾向があることや，よりなめらかな等運動性の筋収縮が求められるためと推察する．

このような点から，片麻痺患者の運動療法の1つとして，太極拳，もしくは加速の少ないゆるやかな移動（歩行），そしてそれらとは対照的に，8ビートのようにリズミカルで動きの早い種々のダンスなどを取り入れることも，1つのアイデアである．

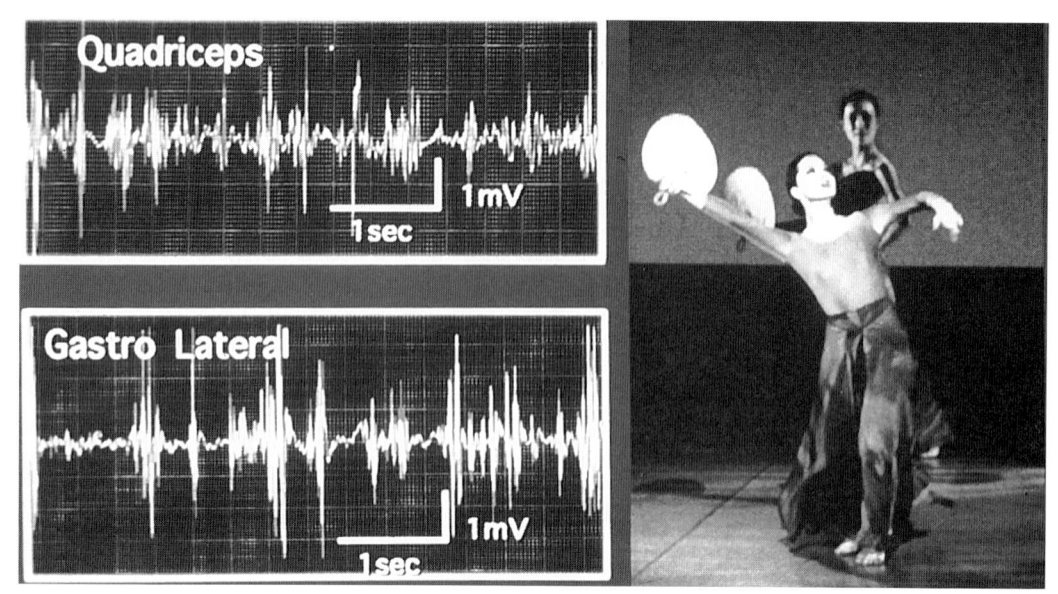

図 3-4　ジャズダンス時の大腿四頭筋と外側腓腹筋の EMG

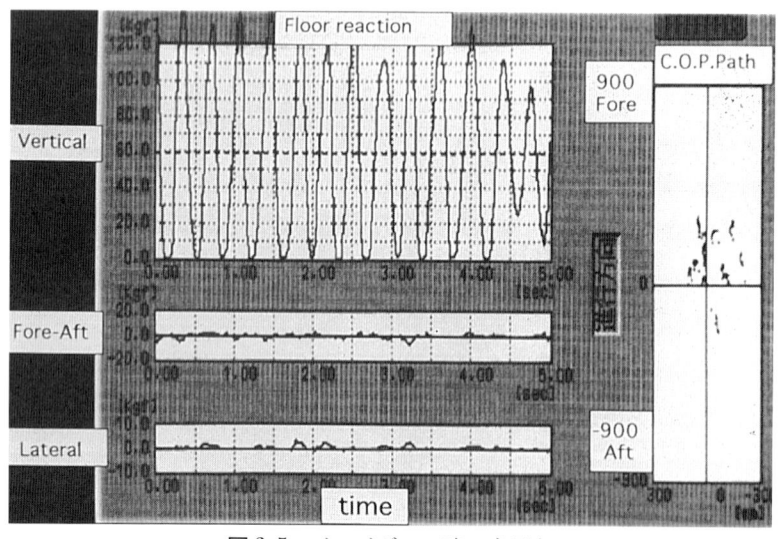

図 3-5　ジャズダンス時の床反力

　　実際には，早い動きとゆるやかな動きを交互に体験させることで，運動・動作の幅を拡大できる可能性がある．これは健常者が日常生活のなかで，あるいはスポーツ選手がプレー中に状況に応じて行っていることである．
　　運動学習の基本条件は，学習したい運動を認知して体験することである．運動の内容，レベルに応じて中枢神経系に運動情報として中枢プログラムされるという理論はすでに定説になっている．これに関連して，学習者は自分自身の身体と外界の状況（環境）とを認知するための感覚

中枢プログラム

入力および認知を必要とすることはいうまでもない．このようなことから，運動学習，再運動学習は運動療法の重要な部分である．

また，より高度で複雑な運動学習では，運動自体のフォームや動きの順序（sequence）などをイメージしたうえで運動を体験するなどの条件も必要になる．この場合，患者の知性，あるいは高次脳機能が求められる．片麻痺患者の評価項目に，知性・精神機能を含むのはこの点からも重要である．この点，認知症が進行している患者では，簡単な運動の模倣が困難であり，運動学習水準が低下する．

姿勢調節の改善を目的にした運動では，筋に対する負荷量だけではなく，平衡器官に対する刺激が反射・反応を誘発する．

以上のことから，運動療法の基本原則は，正常な運動を阻害している障害因子を可能な範囲で是正し，運動障害の質量に応じて，運動の内容と負荷量とを選択し，望ましい身体の反射，反応，運動，行為，行動などへと誘導することである．

廃用症候群　過用症候群
誤用症候群

周知のごとく，運動量の低下は廃用症候群，過度な運動は過用症候群，そして誤った運動の選択は誤用症候群をきたすので，患者の症状に応じた適切な運動療法が重要となる．

■ 2．認知理論

上記したように，認知水準は片麻痺患者にとって重要な課題である．そして，患者指導に関与する理学療法士の認知水準も同じく重要である．なぜなら，理学療法士にとって患者自体が情報であり，それを総体的に把握する必要があるからである．

Gibson　アフォーダンス
エコロジカル・リアリズム

佐々木は，Gibson の新しい認知理論としてのアフォーダンス（affordance），エコロジカル・リアリズム（生態学的実在論）を紹介している．これは，従来の認知理論をくつがえすものとされている．つまり，従来の認知理論では，人間は環境から刺激を受け，それを脳のなかで処理して意味のある情報を得ているという考え方に対し，Gibson は情報は人間をとりまく環境そのもののなかに実在しているという．アフォード（afford）は，〜を与える，〜ができる，などの意味がある．したがって，環境のなかに人間（動物）に与えうる価値（情報）が実在するとの考え方である．

環境
情報

探索

知覚者

アフォーダンスは，刺激ではなく，情報であり，人間は情報に反応するのではなく，情報を環境のなかから探索し，ピックアップ（探索，選択，拾い上げる）している．したがって，アフォーダンスは，刺激のように，押しつけられるのではなく，知覚者が獲得し，発見するものであ

るという．Gibson は，アフォーダンスを選択するための身体の動きを知覚システムとよんだ．

認知理論　　Gibson の認知理論では，人間は刺激に対して反応しているのではないというが，従来の認知理論を生理学的視点からとらえれば，人間が刺激に反応するということ自体は間違いではないと考える．さらに，情報は刺激でもあり，その逆もまた真なり，といえないだろうか．つまり，刺激と情報をいかに識別，あるいは区別するかの問題ではないのかとの疑問が生じる．しいていえば，個々の刺激は総体的情報を構成する単位としてみることもできないだろうか．心理学者であった Gibson の認知理論のとらえ方が生理学的認知論と異なるのはうなずけないことはない．

　個々の視力障害者が象の鼻，脚などを触り，それを象と認知する話はよく知られている．これは限られた情報（つまり刺激）に依ることで生じる現象であり，全体の象として認知するには，多くの情報を必要とする例が想起される．

　われわれが行動している過程で，種々の判断（探索，選択）が求められる．たとえば，日本や英国で自動車を運転していて，交差点で右折したいとき，直進して来る対向車の距離とスピード（情報）を認知して，その対向車が通り過ぎるのを待ってから右折するか，その前に右折するかの判断を行っている．これはドライバーの認知能力に左右されるが，その判断を誤れば事故につながる危険性が高い．

情報認知　　片麻痺患者で，とくに高次脳機能障害や知的障害などを伴えば，環境に実在する情報認知とそのなかで安全に行動する自己の能力とを理解して瞬時に判断することが困難になる場合があることは周知の事実である．このようなことから，理学療法士は片麻痺患者を診るときに，これまでの生理学的視点からみた認知理論だけではなく，Gibson が提唱するアフォーダンスにも注目し，患者自身が環境のなかの情報を発見していかに対応するかも観察し，必要に応じて指導する必要がある．これは理学療法士自身が患者を含め，その環境に実在する情報にいかに対応できるかが問われていることでもある．

探索過程　　映画「刑事コロンボ」のなかで，コロンボが参考人を交えて事件現場を検証し，犯人を絞りこむ場面がある．参考人と事件現場は環境である．そこに実在する情報を探索し，犯人の目処をつけてアリバイを崩す作業は認知理論に基づく探索過程ではないかといえる．これを確実にやれるかどうかが，名刑事になるか，迷刑事になるかの別れ道になる．これは上記したごとく，理学療法士についても同様である．

3. 中枢神経疾患の運動療法の原則

整形外科疾患　　　　　歴史的な経緯からみると，運動療法の対象は主に整形外科疾患であり，その内容は筋力増強（筋再教育），関節可動域運動などが主体であった．しかし，対象疾患の拡大に伴い，それぞれの病態に応じた運動療法体系が開発されてきた．

中枢神経疾患
神経生理学的体系　　　中枢神経疾患に対する運動療法としては，今でもその有効性の検証に関しては未解決の課題を残しているが，いわゆる各種神経生理学的体系が1940年代以降開発されてきた．

　　　　　　　　　　これらが開発されてきた背景には，中枢神経疾患の病態像は整形外科疾患とは異なり，単に筋力増強，関節可動域運動などだけでは十分に対応できないとの考えによる．中枢神経疾患の基本的な病態としては，種々の異常な筋緊張，反射，反応，運動などを呈するため，運動の質や姿勢調節などの障害因子は多岐にわたる．したがって，整形外科疾患では量
量的対応　　　　　　的対応が基本になるが，中枢神経疾患では質・量的対応が基本になる．
質・量的対応　　　　　しかし，中枢神経疾患といってもその範囲は広く，それぞれの疾患の病態生理に応じた理論と技術とが必要になることはいうまでもない．

生理学的研究　　　　　各種神経生理学的体系を学んでわかることは，それらが生理学的研究や臨床上の知見などを基盤にして開発されていることである．つまり，それらのなかには仮説の域を出ない部分もあるが，少なくとも，科学的根拠に基づいた体系を開発しようとする意図は十分にうかがえる．しかし，主に Barthel index を判定基準としたそれらの体系の効果判定に関する諸家の報告では，有意な効果はないとしているものが多い．しかし，序文でも触れたように，これらの報告の研究方法（対象者のレベルの選択，治療期間，判定基準など）に問題がないとはいえないことから，最終的結論が得られているとは考えられない．さらに，特定の体系の効果を包括的に比較すること自体に妥当性があるのかという課題もある．なぜなら，特定の体系のなかには，種々の治療技術が含まれており，それらは患者の症状に応じて使い分ける必要があると仮定すれば，包括的効果判定は不合理であると考えられるからである．

　　　　　　　　　　たとえば，料理で使う水と油，あるいは塩と砂糖との有用性を包括的に比較するのはまったく意味がない．それぞれの料理の種類により，材料の種類や飲食者の嗜好（ニーズ）を配慮した味付けなど，有用性を限定した条件下で検討すべきであろう．

　　　　　　　　　　脳血管障害の運動療法に関する効果についても，特定の障害因子に焦点を絞り，それらに対する特定の種々の治療技術の効果を判定する必要があると考える．そして，それらの結果が集積されると，これまでの特

定の体系に関係なく，自ずと望ましい体系が構築されるに違いない．

4. 各種神経生理学的体系の特性

治療的要素　　　　脳血管障害に対する運動療法の1つとして，各種神経生理学的体系が適用されてきた．それらの体系に含まれる治療的要素を分析することで，それぞれの体系の特性が明らかになる．

1) 各種神経生理学的体系に含まれる治療的要素

治療的要素には以下の4つがある．

除去　　　① 除去（外科的に望ましくない組織を取り除く）
刺激　　　② 刺激（身体にinputされ受容器を介して最終的には中枢神経系で反応するもので，たとえば，関節への圧縮，皮膚への接触，筋活動への抵抗，姿勢を崩す外乱刺激，低周波電気による刺激などである）
誘導　　　③ 誘導（たとえば，薬物で糖尿や血圧を正常に調節する．ハンドリングで異常運動を抑制しながら，より正常な運動に導く運動学習などである）
補助　　　④ 補助（たとえば，栄養やビタミンの補給，心臓のリズミカルな鼓動を補助するペースメーカー，装具で麻痺した筋機能を補助するなどである）

2) 理学療法における治療的要素と理学療法士の役割

上記の治療的要素のなかで，理学療法に含まれるものは，除去を除き，刺激，誘導，補助であると考える．そのなかで運動療法としての神経生理学的体系に含まれるものは主に「刺激と誘導」であると考える．この視点から各種神経生理学的体系のなかに含まれる治療的要素を分析すると以下のような仮説になる．

運動発達段階　　① 運動発達段階に準じた身体運動の体験を介した運動学習（誘導）
　　　　　　　　② 正常姿勢反射，平衡運動反射，立ち直り反射などの促進（刺激，誘導）
固有感覚受容器　③ 固有感覚受容器の刺激による神経筋の活性化および運動の促進（刺激，誘導）
表在感覚受容器　④ 表在感覚受容器への刺激を介した神経筋の活性化（刺激）
　　　　　　　　⑤ 異常反射や異常運動の抑制と同時に正常運動の促進（誘導）
　　　　　　　　⑥ 反射を利用した神経筋の活性化による特定の運動の促進（刺激，誘導）

次に上記した治療的要素が，代表的神経生理学的体系のどれに属する

かを考察すると以下のような仮説になる．

NDT（Bobath）：① ② ⑤
Brunnstrom：⑥ ④ ③
PNF：③ ④ ①
Rood：④ ① ②

（番号は優先順位）

　上記したことから，それぞれの神経生理学的体系のなかには共通した治療的要素とそうでないものとがあることがわかる．とすれば，理学療法士の患者への対応が特定の体系のみにとどまれば，患者に限られた治療的要素しか提供しないことになる．したがって，前記したように，理学療法士は患者のニーズに応じて各種体系を総合的に使い分けることが求められる．仮に，理学療法士が適切な治療的要素をタイムリーに患者に提供したとしても，現在の運動療法を含む医療技術には限界があることを認識しておく必要がある．脳血管障害の回復は，基本的にはその病巣部位や程度により宿命的に定まるといわれている．そうであったとしても，理学療法士にできることは，患者が予測される回復水準に至る道筋をつくることである．それ自体決して容易なことではない．たとえ小さいことであれ，患者にとってプラスになると思える工夫や研究を欠くことがあってはならない．

　このような視点から，理学療法士の仕事は"小銭集め"に徹することだといえる．つまり，たとえ小さな障害であれ，それらを日々改善して集積すれば"大金"になり，それが患者の利益になるという発想である．この点，病態によっては数回繰り返されることもあるが，一般的には1回で終わる外科的治療とは対照的である．

　これらは要素還元論的対応であり，これまでの，「医学モデル」に基づいた治療といえよう．しかし，impairment に対する治療自体が要素還元論的になることを否定する必要はない．たとえば，ADL や歩行水準が特定の障害因子により低下することは周知のとおりである．仮に，特定の障害因子が改善されれば，ADL や歩行水準は自ずと改善する．しかし，障害因子が複数，あるいは複雑であり，かつ再運動学習を必要とする患者や慢性期の患者などについては，上記の対応と並行して，システム理論に基づき，全体的運動自体の練習や体験を通じて ADL や歩行，さらに社会生活における行為，行動などの再習得に努める必要があることも事実である．つまり，要素還元論とシステム理論とは，状況に応じて使い分けるか，あるいは併用するかであり，all or nothing 的考え方は好ましくないといえる．

　上記のごとく，運動療法として成り立つ条件は，「刺激と誘導」の治療

原則に基づいて身体に働きかけ，それらに対して身体の望ましい反射，反応，運動，行為，行動につながるように導くことといえる．そして，システム理論に基づいて，人の構造は相互に関連した多くの要素を含む複雑な存在であることを認識し，運動療法によって改善されたそれぞれの要素を，複雑な社会のなかで生活する人間に対して，いかに総合的に役立てられるかが肝要である．このことから「生活モデル」にも視点を置き，患者の活動 (activities)，社会参加 (participation) を推進する配慮が求められる＊．

生活モデル
活動 (activities)
社会参加 (participation)

このような考え方は，理学療法士の患者への対応は，運動療法のみによるのではなく，筆者らが報告しているように，行動科学的視点にも立脚し，患者が自らの意思で社会のなかで行動（生活）していけるように指導することが求められる．それなくしては，いわゆる「患者のリハビリテーションの支援」，あるいは「患者の自立への支援」ということにはなりえず，単に，理学療法，あるいは運動療法を行ったにすぎないことになる．

行動科学的視点

なお，代表的神経生理学的運動療法体系の詳細な理論と治療技術とについては，それぞれの専門書を参照していただきたい．ただし，それらの一部については，本書の第4章で触れる．

● 文　献

1) 奈良　勲（編）：理学療法概論（第3版）．医歯薬出版，1991．
2) 中川米造：医学の弁明．誠信書房，1965．
3) 伊藤正男ほか（編）：高次脳機能と中枢プログラミング．産業図書，1976．
4) 松村　秩：運動療法の発展とその展望．理・作・療法，**10**：906-920，1976．
5) 谷岡　淳：運動療法の基本．理・作・療法，**10**：921-930，1976．
6) 宮本省三ほか（選者）：運動制御と運動学習．協同医書出版社，1997．
7) 上田　敏：目でみるリハビリテーション医学（第2版）．東京大学出版会，1994．
8) Knott M et al：Proprioceptive neuromuscular facilitation (2nd edition).Haper & Row Publishers, 1968.
9) Brunnstrom S：Movement Therapy in Hemiplegia.Haper & Row Publishers, 1970.
10) Bobath B：Adult Hemiplegia：Evaluation and Treatment.William Heinemann Medical Books Ltd, 1970.
11) Eisemann M：Rood のテクニック．臨床理学療法，**1**：9-24，1975．

＊1980年の WHO の障害分類（ICIDH）は，現在改定作業中であり（ICIDH-2），impairment はそのままであるが，disability が activity（複数で activities），handicap が participation に近々改定される予定である．disability と activity および handicap と participation はそれぞれ対照的用語であるといえる．つまり，能力障害は活動を低下させ，社会的不利は社会参加を低下させる．改定前の用語は negative な側面を表し，改定後の用語は positive な側面を表しているといえる．

12) Dickstein R : Stroke rehabilitation ; Three exercise approaches. *JAPT,* **66** : 1233-1238, 1986.
13) Logigian MK et al : Clinical exercise trial for stroke patient. *Arch Phys Med Rehab,* **64** : 364-367, 1983.
14) Wagennar RC et al : The functional recovery of stroke : A comparison between neuro-developmetal treatment and the Brunnstrom method. *Scand Rehab Med,* **22** : 1-8, 1990.
15) Basmajian VD et al : Stroke treatment : Comparison of integrated behavioral-physical therapy vs traditional physical therapy programs. *Arch Phys Med Rehab,* **68** : 267-272, 1987.
16) 中山彰一：ボバース法．理学療法，**7**：451-459，1990．
17) 大井淑雄ほか（編）：運動療法．医歯薬出版．1974．
18) Licht S : Therapeutic Exercise. 2nd Ed. Elizabeth Licht Publisher, 1965.
19) 上田　敏：ファシリテーション・テクニック（その問題点と展望）．総合リハ，**3**：95-103，1975．
20) 岩倉博光（監修）：運動療法．金原出版，1991．
21) 佐々木正人：アフォーダンス―新しい認知の理論．岩波科学ライブラリー 12，1994．
22) 佐々木正人：知覚と運動―エコロジカル・アプローチ入門．PT ジャーナル，**29**：676-680，1995．
23) 奈良　勲ほか：行動科学的視点からみた理学療法．PT ジャーナル，**28**：835-839，1994．
24) WHO : Towards a Common Language for Functioning and Disablement : ICIDH-2, 1998.

第4章
脳血管障害に対する運動療法の実際

　この章では，第1章から第3章の内容に基づいて「運動療法の実際」について，それらの手技を写真で提示しながら述べる．

　しかし，本書の内容と直接関係ないことではあるが，以下の事柄を明記しておきたい．

　あらゆる「手技・芸術の伝承」についていえることであるが，動きのある三次元の手技を静的写真で伝えることは不可能である．ここに写真の限界がある．また動きのある手技にはリズムやスピードが含まれる．これも写真では表現不可能である．さらに理学療法士が患者に加えるベクトル量や刺激，運動情報の質量も静的写真では表現できない．とくに治療場面では，理学療法士が患者に input する刺激，誘導などに対し，患者がいかに反応しているかを認知しながら，input の質量を微妙に調節（フィードバック）することが最大の鍵となる．しかし，仮に第三者が理学療法士の治療場面を直接観察していたとしても，その手技を即座に習得することが困難であることは周知のごとくである．新人が熟練した芸術家などの弟子として長年修行して，芸・術が伝承されることを思えば，科学としての理学療法学が構築されたとしても，理学療法手技の伝承方法についても，より科学的に行う方法論を模索する必要がある．

1. 脳血管障害をどうとらえるのか

　脳血管障害により生じる種々の障害は，正常という基準からすれば，明らかに異常な状態である．多分，臨床を始めて間もない理学療法士は，それらの障害を診て，「異常は異常」という見解に支配されると思える．それ自体誤りではない．筆者も当初の数年はそのように考えていた．しかし，臨床を重ねるに伴い，それに関する見解が変遷し，その他の基本的事項についても種々の見解を持つに至った．それらの主な事項を以下に述べる．

1）異常も正常

　中枢神経系の障害により，異常筋緊張，陽性支持反射，共同運動などの徴候が現れるのは，正常という視点からすれば明らかに異常である．しかし，これらの現象は身体に生じた異常事態に対する緊急対策の1つではないかと考える．つまり，それらは中枢神経系で抑制され，温存されているからこそ異常事態が生じたときに再現するのである．それらの現象は，機能的には確かに下位レベルではあるが，それらがないよりもましであるとの視点に立てば，むしろ「異常事態時の正常な現象」であると解釈できる．もしそうであれば，場合によっては，意図的にそれらの現象を誘発し，患者の運動・動作遂行に少しでも役立つように活用すべきではないかと考える．

　さらに，代償運動は一般的には望ましい現象ではないが，本来の運動機能が失われた場合は，むしろそれを活用することも最終的手段として有用であることも認識しておく必要がある．

2）身体は一体

　ややもすれば，片麻痺患者の麻痺側だけにとらわれてしまうのは当然である．しかし，片麻痺という身体の一部の運動・機能障害であれ，全身で遂行することの多い種々の運動・動作に影響を及ぼすことは事実である．確かに，身体の一部を使って行う運動・動作もあるが，多くの場合は全身的なものである．したがって，身体は一体であり，麻痺側を含めて1つの身体としてとらえ，種々の障害因子を配慮した全身運動・動作を患者に習得させる必然性がある．

　また，延髄下端で錐体交叉しない一部の神経線維（錐体路）は，同側の前索を下行し，遂次交叉して反対側の前角運動神経細胞に連絡して終わることから，この影響による非麻痺側の筋力低下も多分にありうる．これに関連して，蜂須賀らは transsynaptic trophic effect の存在を指摘している．大峰らは片麻痺患者の非麻痺側と健常群との大腿四頭筋とハムストリングスとの筋力を比較し，有意に前者の筋力が低下していることを報告している．この現象には，廃用症候群としての非麻痺側の筋力低下も混在しているといえる．

　また，非麻痺側の腱反射が亢進している症例も散見するが，これは上記の現象との関連性が深いといえる．これらの点を含め，身体は一体であることを配慮した運動療法が必要である．

3) 静から動へ

　生理学的事実に基づき，患者に特定の運動を求める前段階として，患者の各体節部（各関節）の保持機能の改善に努める．人は特定の体節部の保持(hold, placement)ができなければ，その部分の運動はできない．これを無視して患者に運動を求めれば，身体的には避けられるかもしれない必要以上の異常筋緊張の亢進や回避しうる代償運動などの起因になることがある．心理的には，フラストレーションを引き起こしかねない．したがって，身体の中枢部から末梢部にかけて，患者の筋の共同収縮の改善に努め保持機能を高めることが先決である．ただし，双方(静と動)の課題については状況により並行して対応することもある．

― 保持機能

4) 角運動を確保する（柔軟性）

　異常筋緊張を呈する片麻痺患者の筋や靱帯などの弾性が失われることで，関節可動域制限をきたしやすい．そのため，正常運動の基本要素の1つである角運動（関節運動）が阻害され，それぞれの痙性麻痺の回復段階で，患者が有する筋収縮機能が最大限に発揮されがたくなる．したがって入院中はもとより，退院後も生涯にわたり患者自身，あるいは家族が関節可動域運動(ROM exercise)を日課の1つとして継続するように指導しておくことが重要である．

― 関節可動域運動（ROM exercise）

　これは臨床的観察の域をでないが，患者によっては，十分に丁寧な関節可動域運動を行うほうが神経生理学的運動療法を行うよりも有効であると感じたこともある．試験的に歩容の改善を目的にした神経生理学的運動療法を行わず，全身の関節可動域運動だけを一定期間行った結果，第三者の歩行分析により，歩容が改善した複数の症例を経験している．これはとくに上記した各体節部，とくに体幹と骨盤帯の逆方向への回旋(counter rotation)運動が事実上改善したためと推察する．

　もし，片麻痺患者の柔軟性の獲得を無視して，いかなる運動療法を行ったとしても，それは「砂上の楼閣」といえる．その点からしても，一部の徒手療法手技を関節可動域運動の手段として活用することは有用である．

― 徒手療法手技

5) 症例に応じて基本方針を定める

　発症早期から過度な負荷を加えることは，神経・運動発達学的視点から，マイナス面が多いといわれている．これも臨床的観察の域をでないが，Brunnstromによる下肢のBr. stageが4であっても，早期より歩行主体の運動療法を受けて転院してきた片麻痺患者の筋緊張が，膝蓋腱反

射で3プラス以上を呈するとか，歩容が典型的な分回しである症例を幾度も観察したことがある．このことから，上記の可能性を否定はできない．

　患者が高齢で，症状が重度の場合，廃用症候群の予防も含め，早期より介助，あるいは補装具などを活用して抗重力肢位をとらせる．そして，症状がある程度回復してくれば，基本運動・動作などの習得を目的とした運動療法も行えばよいと考える．

　患者の回復の予後が良好と判断された症例については，上記した疑いもあることから，基本的には，廃用症候群の予防に留意しながら運動発達学的に基本的な運動・動作の改善を段階的に習得させることが望ましいと考える．

予後予測　　　　　上記のことから，患者の障害程度，あるいは予後予測に応じて運動療法の基本方針を定めて対応することが大切である．

6）重要な生命機能と姿勢調節

　種々の運動療法はそれぞれの障害に対して大切である．その終極的目

重力下　　　　　的は第1章でも述べたように，重力下の環境で直立位で移動し，生活する患者にとって，生命機能の次に重要なものは姿勢調節であるといえる．したがって，脳血管障害に伴う種々の障害の改善は，自ずと姿勢調節の

移動（歩行）能力　改善に寄与し，患者の移動(歩行)能力を含むADLを高めることになる．

　蛇足ではあるが，長崎で開催された第27回日本理学療法士学会（学会長：故奥村愛泉氏）の学会テーマは「移動と理学療法」であった．筆者はこのとき，学会テーマに沿ったシンポジウムの企画と司会を依頼された．学会長の意図は，文字どおり種々の状況下での患者の移動能力・手段を考えるものであった．しかし，筆者はそれ以外に移動(流れ，運動)とは，ミクロ・マクロのレベルで生じている生命および生活現象であることを再認識したのである．天体，大気，海水などの自然界の移動をはじめ，電気，電波などの移動，体内では細胞内外での物質の移動，神経の興奮伝達，血液循環，呼吸時の換気，摂食から排泄など多岐にわたる．つまり，身体自体の移動は重要であるが，身体内部およびそれが置かれている社会・自然環境の営みは，基本的に上記したような移動という働きで成り立つものである．

　脳血管障害自体は血液循環障害である．脳血管障害が生じた後，医学的に安定した状態になれば，患者が適度な身体運動を行えば，体内の細胞，組織，器官などにおける生化学的，生理学的な移動に関連した機能はより活性化されよう．とすれば，運動療法による適度な負荷自体が患者の生命力および生活に好ましい影響を与えることにもなる．

そのような点から，理学療法，運動療法を介して，身体内部のより正常な移動の営みを活性化する方法論について，神経，運動を含む生理学，生化学などの視点から，今後一段と研究する理学療法士が輩出されることが期待される．

7）実用歩行

実用歩行

応用歩行

　歩行が実用的になるためには，より正常な歩容も大切であるが，それ以上に患者の持久性，体力，スピードなどを改善すること，さらに，あらゆる状況下での応用歩行が可能になることが大切である．可能な範囲で患者を屋外環境のなかで指導するとか，早めに自宅での外泊を体験させることが望ましい．

　米国においては，一般病院における在院日数はきわめて短い．このため，歩容よりも実用歩行を優先する傾向が強い．

　わが国でも一般病院における在院日数が短くなり，急性期，回復期の理学療法を十分に行うことが困難になってきた．このことは，一般病院と転院先の施設との連携の重要性が一段と増してきたことを意味する．同時に，患者の体力を配慮した実用歩行の獲得を優先することが求められることを意味する．

　とはいえ，患者の歩容については，エネルギー消費，一部の関節への負担，状況の変化に対する姿勢調節（立ち直り）という点から考えると，可能な範囲で配慮すべきことでもある．今後，この相反する課題についても検討する必要がある．

2. 体節部の保持機能

　ここでは身体運動・動作を可能にするための基本となる各体節部，あるいは各肢位の保持機能の改善を目的とした運動療法について述べる．

　各体節部を保持するためには，それぞれの肢位によって，どの筋の共同収縮が持続的に機能する必要があるかが自ずと定まる．最初は保持の基本となる各体節部の全関節可動域の中間位で保持機能を診るのがよいと考える．この場合，肢位によって異なるが，重力に抗して垂直に体節部を保持するときに，それに必要な複数の筋の共同収縮が求められるからである．背臥位で上肢（肩関節）を内外転せずに90°に保持するときがその例である．

抗重力筋

　健常者でも実際には中間位に保持された特定の体節部は常に微妙に動揺している．健常者が各体節部，もしくは肢位を保持できるのは，各体節部に持続的に加わる重力に抗して，主に抗重力筋（関節角度や肢位によっ

て変化する．たとえば，頭部を背臥位で保持するときは頸屈曲・腹筋，腹臥位で保持するときは頸・体幹伸展筋）が適時働くからである．この場合，重力は常に外乱刺激（抵抗）として身体に作用していることになる．

仮に，患者が中間位で各体節部をかろうじて保持できたとしても，患者によっては，各体節部を特定の角度，もしくは肢位で保持できないこともある．よって，中間位からしだいにあらゆる角度で保持可能か否かを診ながら対応する必要がある．

リズム的安定化

以下，PNFのなかの特殊手技として位置付けられているリズム的安定化（rhythmic stabilization）を中心にして，主な各体節部の保持機能改善について述べる．

リズム的安定化は，各体節部を上記した状況に置き，健常者であれば反射レベルで反応しているが，それが困難になった患者については，最初は口頭指示を与えて意識レベルおよび視覚的フィードバック（視覚に入る体節部のみ）に訴えて，各体節部を保持するように要求する．そして患者の保持機能に応じて，しだいに反射レベルで反応できるようにすることが目標となる．

リズム的安定化を行うときの留意点として以下のことがあげられる．

① 関節可動域の中間位から開始する．
② 最初は意識レベルおよび視覚を活用する．

圧縮

③ 関節面には常に圧縮（approximation）を加えて筋収縮が起こりやすいようにする．
④ 患者には各体節部を特定の角度で保持するように伝える．それが困難な場合，理学療法士は一部介助して患者に保持させる．
⑤ 患者が自力で保持可能になれば，理学療法士は種々の方向から緩やかに体節部を屈曲・伸展，内転・外転方向に押し（外乱刺激*），

等尺性収縮

患者の筋の等尺性収縮を期待して体節部を動かさないように伝える．患者の体節部が押された方向に過度に動いた場合には，その外乱刺激は強すぎることになり，真のリズム的安定化ではなくなる．ここで患者に期待することは，患者が理学療法士に押された方向とその量に適切に適時反応することである．
⑥ 患者の反応が得られるようになると，屈曲・伸展，内転・外転方向だけではなく，内旋，外旋を加えてより複雑な外乱刺激に対する反応を引き出す．

---

*立ち直り反応を引き出すときに，急激に身体の重心点を移動させるときに外乱刺激を加える場合がある．ここでは外乱刺激をリズム的安定化を促すとき，緩やかで弱い抵抗を加える意味で用いる．これは筋力増強を目的とするのではなく，体節部の保持に必要な筋収縮を促すのが目的である．

開放性関節運動連鎖
閉鎖性関節運動連鎖

⑦ リズム的安定化は，開放性関節運動連鎖（open kinetic chain）および閉鎖性関節運動連鎖（closed kinetic chain）で行うことができる．たとえば，肩関節であれば，背臥位で肩関節を保持するのは前者であり，肘立て，四つ這いで肩関節を保持するのは後者である．前者では身体部を空間で保持するが，後者では肢位により体重の一部，あるいはすべてを負荷する．一般的に負荷の少ない前者から始めて後者に移行するのが望ましい．

■ 3. リズム的安定化の実際

ここでは，各体節部へのリズム的安定化の実際を頸，体幹，骨盤帯，股関節，膝関節，肩甲帯について述べる．

1) 頸の安定化

〈患者の肢位〉　患者は椅座位，または長座位．理学療法士は患者の後方に位置する．理学療法士は片方の手の2と3指とを使用して患者の顎を支え，後頭部を理学療法士の胸部に押しつけて患者の頭部を中間位に保つ（図4-1）．

〈外乱刺激〉　理学療法士の他方の手は患者の頭頂に置き，その手で圧縮を加えながら，その手をあらゆる方向にわずかにずらしながら外乱刺激を加える．患者には頭部を常に垂直位に保つように伝える（図4-2, 3）．

〈留意点〉　図4-4では患者は椅座位，理学療法士は立位であるが，頭部

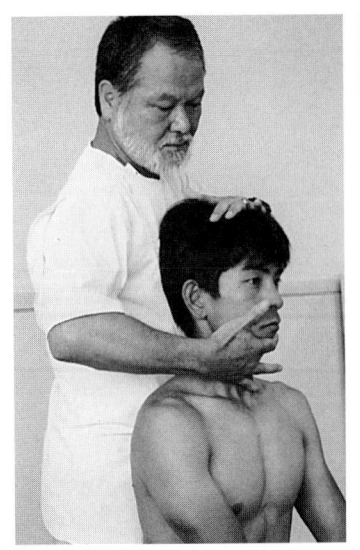

図4-1　頭部の基本肢位

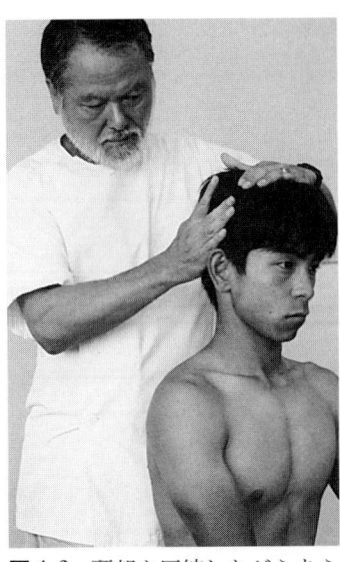

図4-2　頭部を圧縮しながらあらゆる方向への外乱刺激

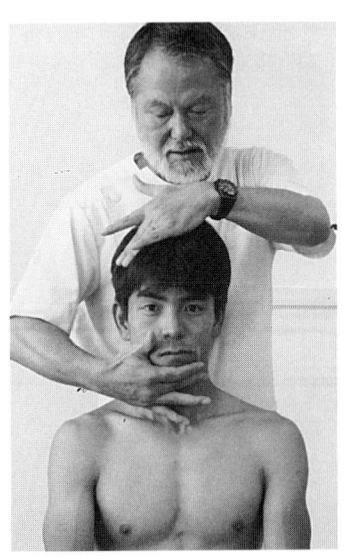

図4-3　対角線方向への外乱刺激

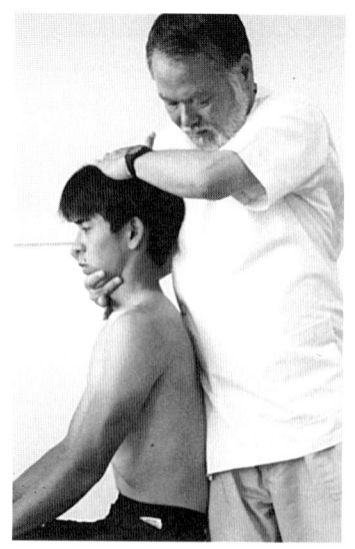

図4-4 患者の脊柱を理学療法士の体幹で支持する．

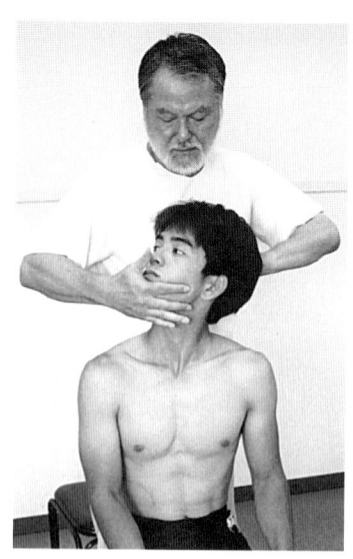

図4-5 対角線方向の延長線上での外乱刺激

が保持困難な患者の多くは，体幹保持も不十分である．この場合，理学療法士は，マットもしくはプラットフォーム上で長座位にした患者の後方に位置して片膝立てで半身になり体幹を利用して患者の脊柱を支持する．頭部に圧縮を加えるとき，頸椎前彎を正常に保つためには，患者の顎を十分に引きつけておくことが大切である．なお，対角線方向への外乱刺激では，回旋・屈曲・伸展要素が含まれることを付記しておく．さらに，中間位での対角線方向への外乱刺激を加えた後，頭部をその延長線上に保持させて，その肢位で外乱刺激を加えることもできる(図4-5)．

頸椎前彎
対角線方向

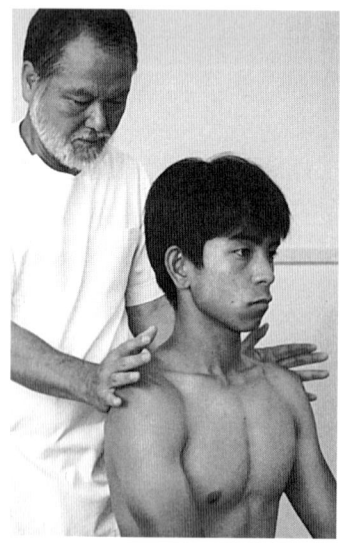

図4-6 前方への外乱刺激

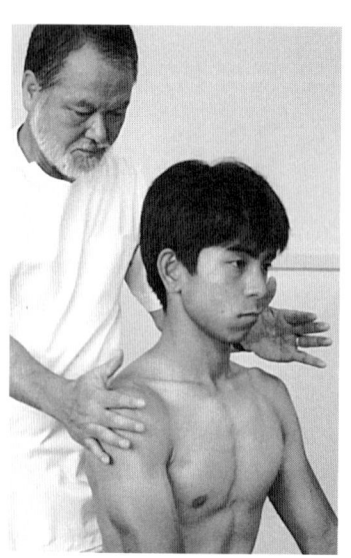

図4-7 側方への外乱刺激

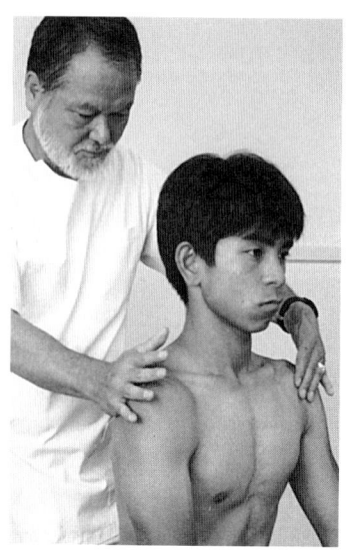

図4-8 対角線上での外乱刺激

2) 体幹と骨盤帯の安定化

〈患者の肢位〉 患者は椅座位，またはマット上での長座位．理学療法士は患者の後方に位置する．

〈外乱刺激〉 理学療法士の両手を患者の肩甲帯の上に置き，緩やかにあらゆる方向に外乱刺激を加える．患者には体幹を常に垂直位に保つように伝える（図4-6～8）．

〈留意点〉 図4-9では，患者は椅座位であるが，患者の骨盤帯が後傾，脊柱が屈曲しているときは，患者の後方に位置している理学療法士は半身になり，体幹で脊柱を前方に押し，両手で頭部を起こす．または，片手で腰部を前方に押し，他方の手で胸部を引き上げるようにして脊柱と骨盤帯との姿勢を整える（図4-10）．これらはマット上で行うことも可能である．

頸と体幹とが安定すれば，頭部と体幹に対して同時にあらゆる方向から外乱刺激を加え，隣接分節部の安定化を図る（図4-11）．

隣接分節部

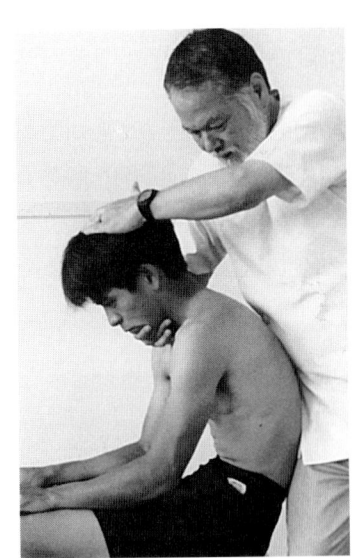

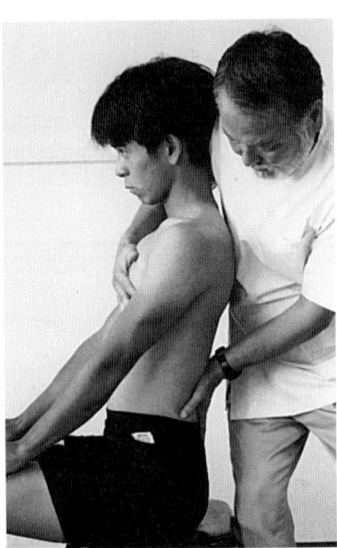

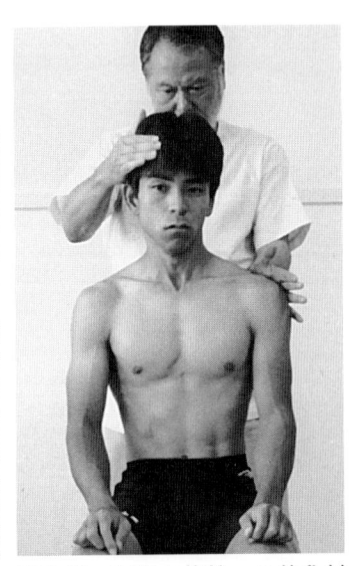

図4-9 骨盤帯と脊柱の姿勢を整える．　図4-10 骨盤帯と脊柱の姿勢を整える．　図4-11 頭部と体幹への外乱刺激

3) 股関節の安定化

〈患者の肢位〉
① 背臥位で両股・膝関節を屈曲位にして足底を床につけて行う方法（図4-12）．
② 背臥位で麻痺側の股・膝関節を屈曲位にして，理学療法士が足部を支持して行う方法（図4-13）．

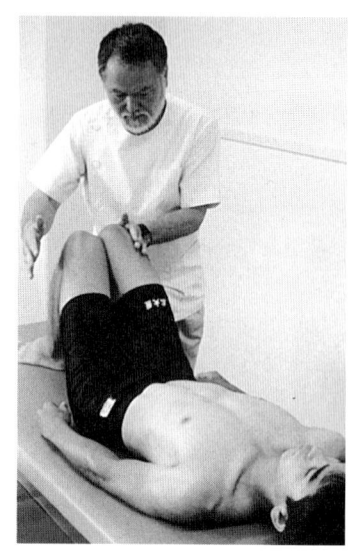

図 4-12 下肢屈曲位で側方からの外乱刺激
とくに麻痺側の内転・内旋の安定化を図る．

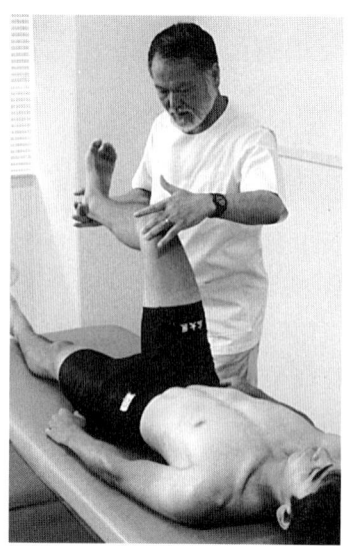

図 4-13 足底を浮かして行えばすべての方向に外乱刺激を加えられる．

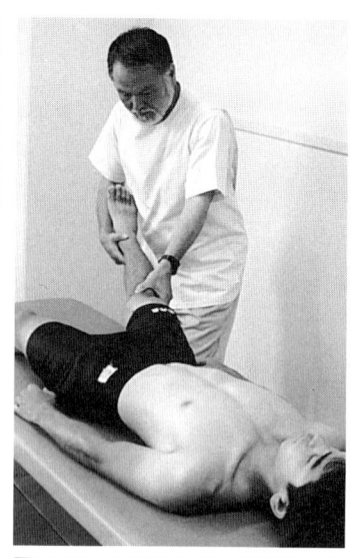

図 4-14 股関節伸展・外転位で行う方法

③ 麻痺側の膝関節を伸展し，足部を床から少し持ち上げて股関節を少し外転位で行う方法（図 4-14）．これは下肢伸展共同運動を回避するためである．

④ 腹臥位で行えば，股関節中間位でその回旋の安定化を図るときに便利である（図 4-15）．

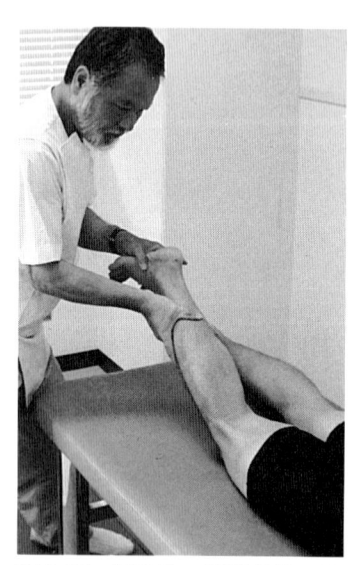

図 4-15 腹臥位で股関節伸展位で行う方法

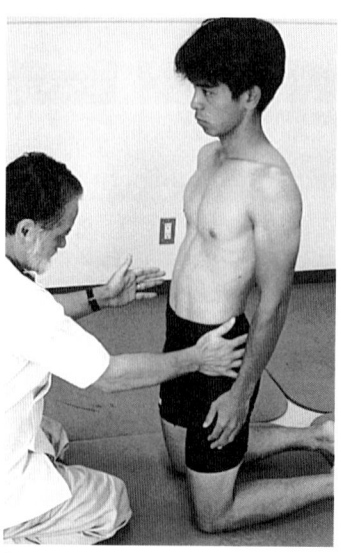

図 4-16 膝立ち位で骨盤帯に外乱刺激を加える．

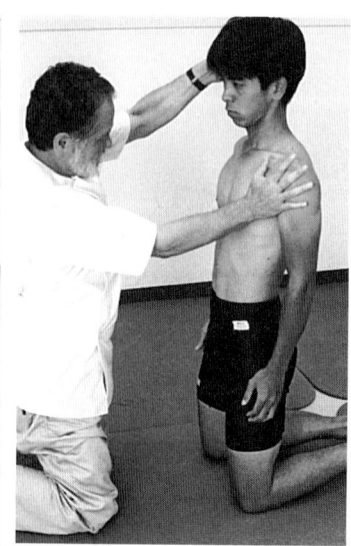

図 4-17 膝立ち位で頭部と肩甲帯に外乱刺激を加える．

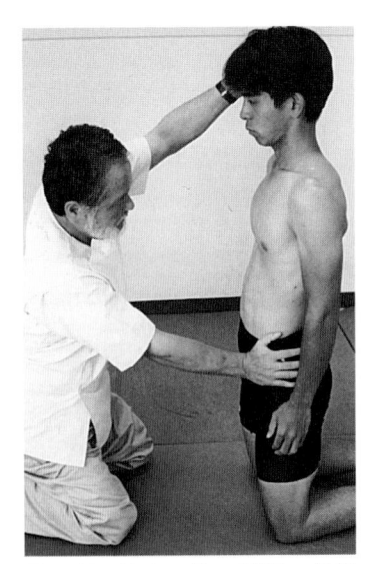

図4-18 膝立ち位で頭部と骨盤帯に外乱刺激を加える．

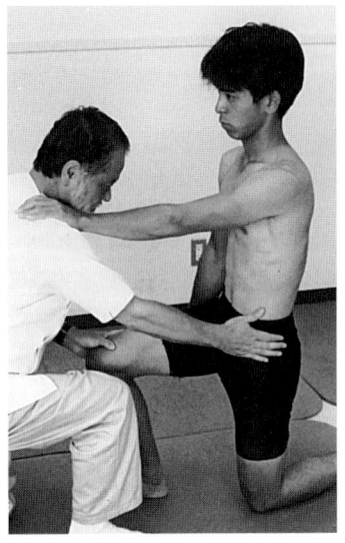

図4-19 片膝立ち位で外乱刺激を加える．

⑤ 閉鎖性関節運動連鎖に基づいて行う方法は患者を膝立ち位にする（図4-16）．この肢位では，まずあらゆる方向から骨盤帯に外乱刺激を加える．その後体幹，頭部にあらゆる方向から外乱刺激を加える．この方法により，股関節の安定化のみではなく，同時に隣接体節部の安定化を図ることができる．また，複数の体節部に，しかも逆方向の複数の外乱刺激を加えることで，身体の複数方向への反応を引き出し，安定化を図る．これは，協調性を伴う安定化であり，より高度な保持機能の改善になる（図4-17, 18）

⑥ 片膝立ち位で行えば（図4-19），より不安定な状態での股関節の安定化を図ることができる．最初は健側を支持脚とし，次に麻痺側を支持脚とする．健側支持で行うときは，理学療法士は麻痺側の脚を必要に応じて支持する．また麻痺側支持のときは，患者の健側の手で理学療法士の肩を持たせる．理学療法士は必要に応じて患者の骨盤帯を支持する．

〈外乱刺激〉 下記の〈留意点〉で述べる．

〈留意点〉

① 下肢の屈曲共同運動は，股関節においては屈曲・外転・外旋であり，患者の保持機能はその逆の肢位が困難である．したがって股関節屈曲肢位ではその内転，内旋方向への安定化を優先的にするための外乱刺激を加えることが大切である．

② 下肢伸展共同運動は，股関節の伸展（実際には患者の股関節は軽度屈曲に位置し，中間位を越えて伸展できないのがほとんどであ

る)・内転・内旋である．よって，上記したように，股関節中間位で行うときは，外転・外旋方向への安定化を優先するための外乱刺激を加えることが大切である．これは股関節の屈曲と伸展位での安定化の方向が異なることを意味する．

4) 膝関節の安定化

〈患者の肢位〉　腹臥位で膝関節を90°屈曲で開始し，その後角度を屈曲および伸展方向に拡大する（図4-20）．閉鎖性関節運動連鎖に基づけば，患者に平行棒を保持させて膝関節を軽度屈曲させた立位で行うこともできる．

〈外乱刺激〉

① 膝外旋を優先して膝回旋への外乱刺激を加える（図4-21）．
② 軽度屈曲した膝に対して，屈曲・伸展方向の外乱刺激を加える．その際伸展方向への外乱刺激をやや強くして，患者の膝の屈曲筋の働きを優先的に引き出す（図4-22）．

内がえし

〈留意点〉　一般的に膝の内旋と足関節（距骨下関節）の内がえし（inversion）とは同期して作用するので，膝の外旋を優先させ，片麻痺患者に

外がえし

とって困難となる距骨下関節の外がえし（eversion）を引き出すことに努めることが大切である．また，膝伸展よりも屈曲を優先して，屈曲・伸

反張膝防止

展の均衡を図り，この時点から歩行時の反張膝防止にも配慮する．上記

複合運動

のことから，膝関節ではその屈曲・外旋の複合運動の安定化を優先させ

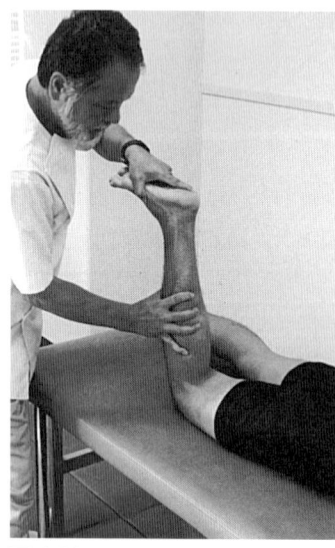

図4-20　腹臥位での膝の安定化を図る．

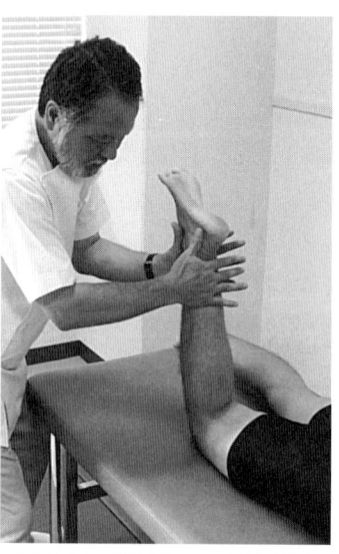

図4-21　膝回旋への外乱刺激とくに外旋を優先させることが大切．

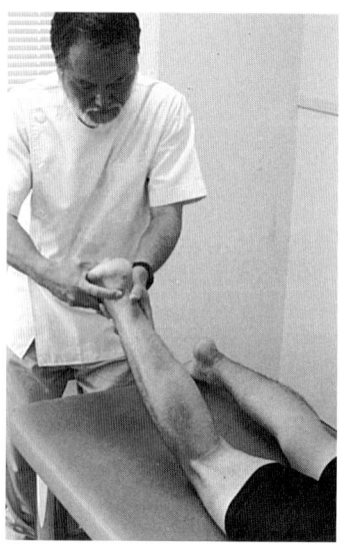

図4-22　軽度膝屈曲位で伸展方向に外乱刺激を加え，屈曲を優先させる．

るのがよい．

5）立位での安定化

患者の症状により各身体部の安定化を個別に図るか，あるいはそれと並行して患者を立位にして，上記した膝の安定化だけに限らず再度頭部，体幹，骨盤帯などへの外乱刺激を複合的に加える．これはいわゆる要素還元論的に個々の体節部に外乱刺激を加える方法からシステム理論的に，より総合的な要素が求められる立位で，包括的に安定化を図るという考えによる．

〈患者の肢位〉　立位（平行棒内でもよい）

〈外乱刺激〉

① 骨盤帯への左右前後，対角線上（左右前後方向以外の角度で，かつ斜め方向），回旋などの外乱刺激を加える（図4-23）．
② とくに麻痺側からの外乱刺激により患者の重心シフトが麻痺側にも可能になるように努める（図4-24）．
③ また麻痺側の骨盤帯が後方に引かれる傾向があるので，その前方への回旋を引き出す．②と③を複合的に同時に行うこともできる．
④ 頭部・骨盤帯の隣接分節部を越えた外乱刺激も左右前後，対角線上で加える（図4-25）．頭部と肩甲帯，肩甲帯と骨盤帯との隣接分節部で行う方法も含む．
⑤ 立位で膝関節を軽度屈曲した肢位で安定化を図る（図4-26）．

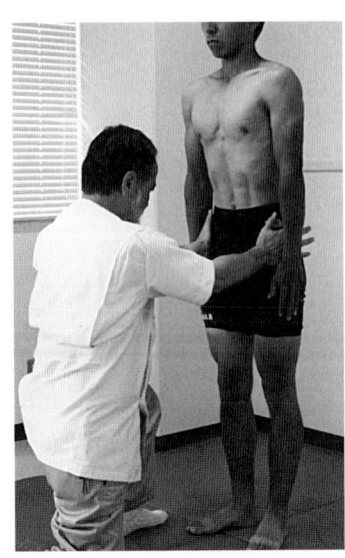

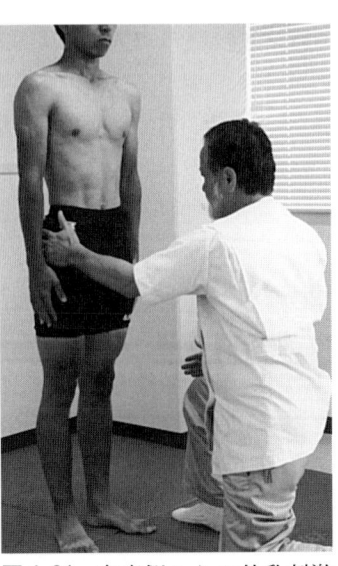

図4-23 立位で骨盤帯に外乱刺激を加える．

図4-24 麻痺側からの外乱刺激で麻痺側への重心シフトを促して安定化を図る．

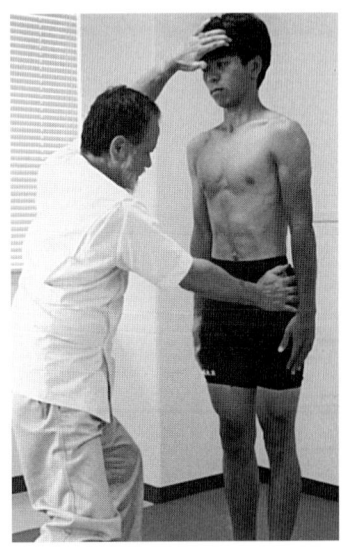

図4-25 隣接分節部を越えて外乱刺激を加える．

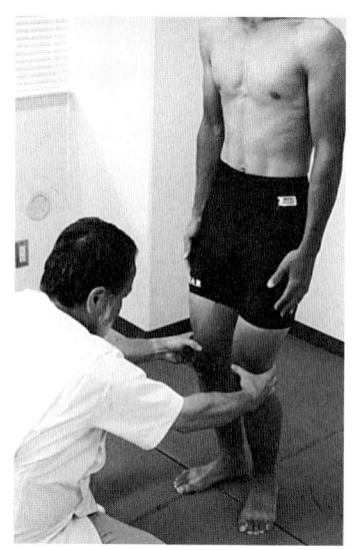

図4-26 立位で膝関節の安定化を図る．

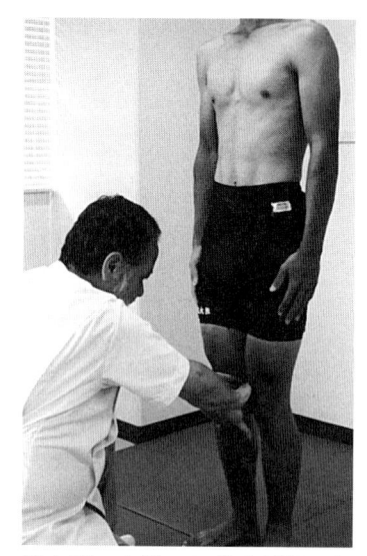

図4-27 内側から外乱刺激を加えて足関節の外反筋の働きを促す．

⑥ 立位で膝関節に内側から外乱刺激を加えて足関節の外反筋の働きを促す(**図4-27**)．膝関節外側から外乱刺激を加えると，足関節の内反足が起こるので望ましくない．

6）肩関節・肩甲帯の安定化

複雑な肩甲帯の安定化と運動において重要となるのは，肩関節（肩甲骨と上腕骨の間の関節），胸鎖関節，肩鎖関節，そして肩甲骨自体の特有な存在とそれぞれに関与する筋の働きである．ヒトが四足移動から二足歩行に移行して，前肢は体重支持から解き放たれ，主に作業に使われるようになった．肩甲骨は四足移動する動物にも存在している．これは四足で移動する動物の前肢についても後肢より可動性を確保するためだろうか．

片麻痺患者の上・下肢の回復は共同運動を残す場合が多い．それでも下肢については，補装具や杖を使用して歩行可能になる症例が多いが，上肢については，高度な働きが求められることから，いわゆる廃用手になることが多い．また肩手症候群，肩関節亜脱臼，末梢循環障害による痛みなどの難題を呈する症例が多い．このような課題を念頭において肩の安定化について述べるが，実際には，肩甲帯の可動性との関連もあると考えるが，この点については，関節可動域の改善の項で述べる．

廃用手
肩手症候群
肩関節亜脱臼
末梢循環障害

(1) 肩甲骨の安定化

上記のごとく，肩甲帯の安定化を考えるとき，何よりも肩甲骨と上腕

骨との関係が重要といえる．胸鎖関節と肩鎖関節も肩甲帯の運動については重要であるが，安定化という点からは，さほど重視する必要はないと考える．しかし，双方の関節も肩関節の可動域を拡大した角度で安定化させるときには，ゼロポジションからそこまでの運動過程において大切であり，それなりの重要性はある．

肩甲上腕リズム　　さて肩関節の全可動域運動においては，肩甲上腕リズム（scapulo-humeral rhythm）をなくしては成立しない．肩関節の運動は屈曲60°，外転30°までは肩甲骨の動きがなくても可能であるが，それ以上では肩関節2°，肩甲骨1°の動きを必要とする．肩関節では，肩甲骨自体の運動に関与する筋と肩関節の運動に関与する筋がある．もし，肩関節を屈曲60°，外転30°で安定（固定）させるとすれば，肩関節運動に関与する筋が働けば可能であるといえる．しかし，それ以上の角度で肩甲関節を安定させようとすれば，肩甲骨に関与している筋も同時に働き，それ自体を安定させる必要がある．したがって，肩甲帯に対してリズム的安定化を行うときには，肩甲骨と肩関節との安定化を個別に行う必要がある．

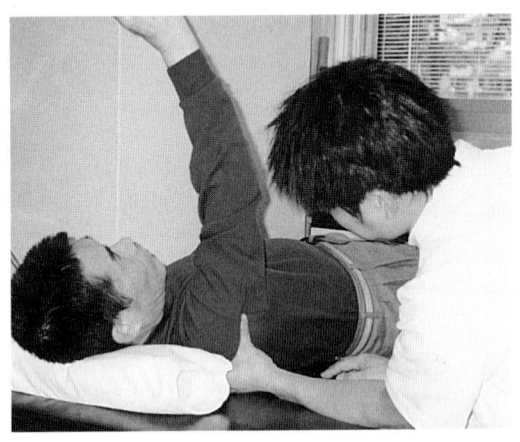

図4-28　肩甲骨固定で肩関節保持が可能な患者

図4-28は肘関節自体の伸展がほぼ可能であるが，90°での肩関節の保持が不可能な患者である．理学療法士がこの患者の肩甲骨を上方回旋約15°（不足分の30°の1/2）で固定してやると，肩関節90°での保持がかろうじて可能になる．これは，上記した事実を裏付ける例ではないかと考える．しかし，最終的には，肩甲骨に関与している筋の回復が得られなければ，患者は自力で保持はできない．

以下，肩甲骨および肩関節のリズム的安定化の方法を述べる
〈患者の肢位〉　横臥位，または座位．
〈外乱刺激〉　肩甲骨の正常位でその上方下方・内外転，上方下方・回旋方向に外乱刺激を加える．患者には肩甲骨を動かさないように伝える．このなかで，片麻痺患者は肩甲骨が下がり内転する，下方回旋，または

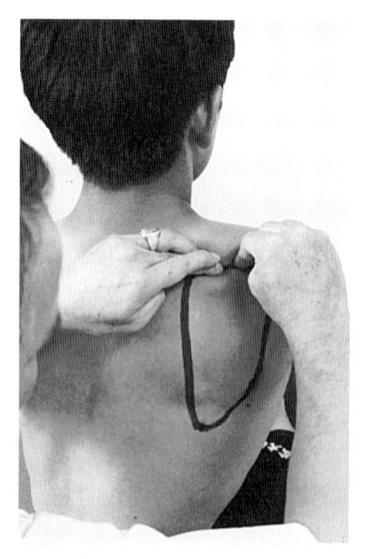

図 4-29　肩甲骨に上方から外乱刺激を加える．

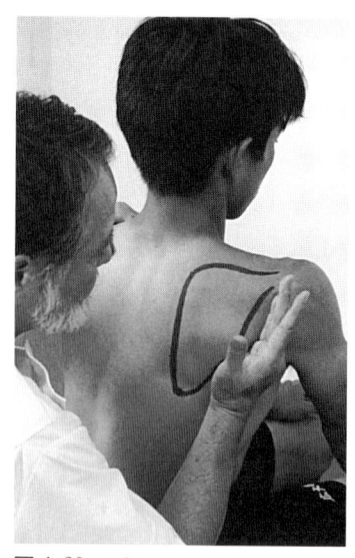

図 4-30　肩甲骨に外側から外乱刺激を加える．

後退　　　　　後退 (retraction) 傾向が強いので，とくに，挙上 (図 4-29) と外転方向 (図 4-30) への安定化を図ることが大切と考える．患者の肩甲骨の動きを観察して，どの方向の安定化を優先するかを決める．

〈留意点〉　上記の〈外乱刺激〉を行う以前に，肩甲骨の可動域を他動的に確認しておく．もし可動域制限があれば，「可動域制限の改善の項」で述べる肩甲骨の可動域を改善した後に行う．

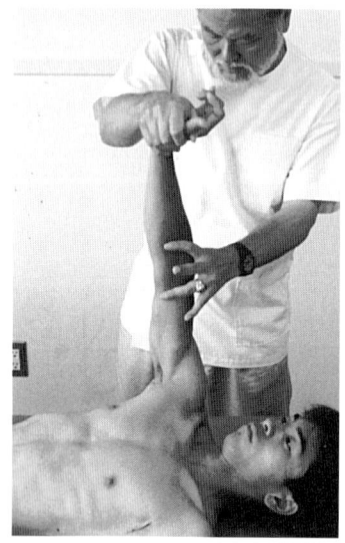

図 4-31　肩甲帯の安定化

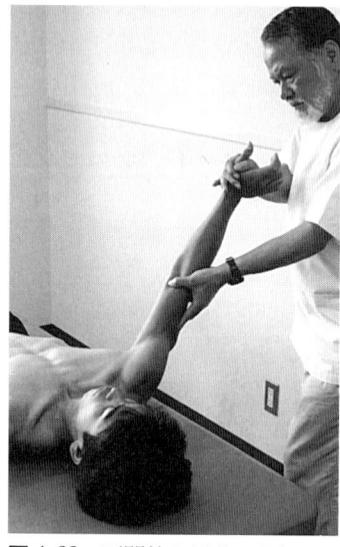

図 4-32　肩関節を屈曲・外転・外旋位にして，肩甲帯に外乱刺激を加え，患者にはその方向に押させる．

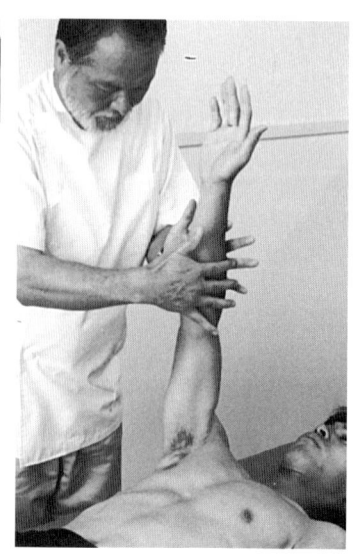

図 4-33　回旋の安定化

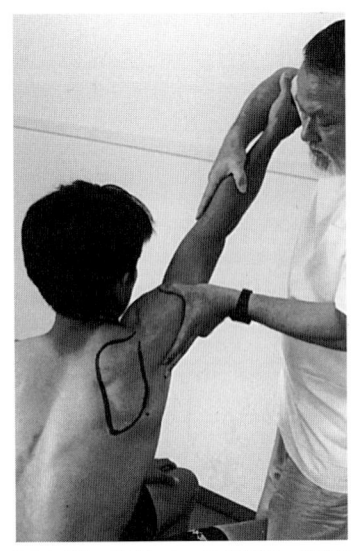

図 4-34　座位での肩甲帯の安定化

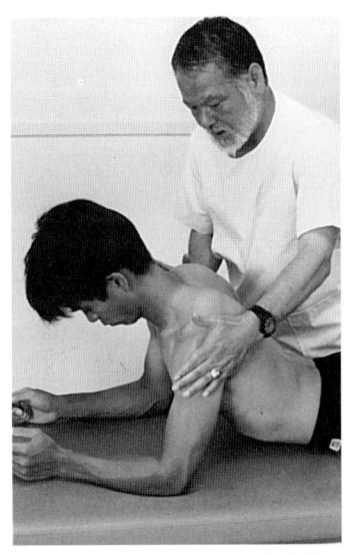

図 4-35　肘立て位での安定化

(2) 肩関節の安定化

〈患者の肢位〉背臥位

〈外乱刺激〉

① 肩関節を中間位に保持．理学療法士の手掌根を患者のそれに合わせる．理学療法士の他の手は患者の上腕三頭筋上を支持し，理学療法士の手掌根で圧縮を加えながら，各方向に外乱刺激を加え，患者にはその位置に保持するように伝える（図 4-31）．また，患者の肩甲骨は後退（内転と場合によっては下方回旋）していることが多いので，肩甲帯を前方・外転方向に押させる（図 4-32）．さらに圧縮と回旋とを加えて，肩関節の安定性に作用する回旋筋腱板(rotator cuff)の共同収縮を引き出す（図 4-33）．最初は中間位で始めて，保持能力が改善してくればあらゆる方向で角度を変化させて行う（外旋を優先）．

回旋筋腱板

② 患者を座位にして，理学療法士は前方に位置し，患者の肩甲帯を前方上方に突き出した肢位で外乱刺激を加える．亜脱臼を呈する患者の場合には肩関節に常に圧縮を加えながら行う（図 4-34）．

③ 閉鎖性関節運動連鎖で行うときは，患者を肘立て（図 4-35）および四つ這い（図 4-36）にして，肩甲帯に圧縮を加えながら，あらゆる方向に外乱刺激を加える．麻痺側上肢の支持性が不十分なときは，理学療法士の片手で肘関節を支持するか，軟性肘装具，air brace などで伸展位に保つ．

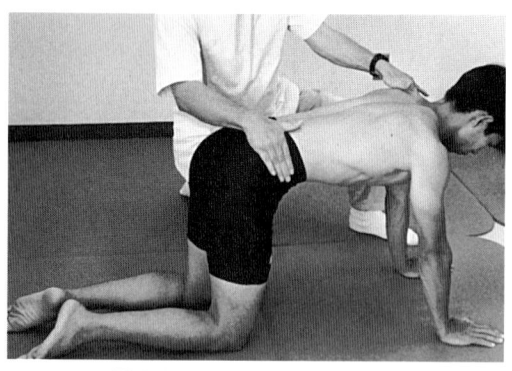

図 4-36 四つ這いでの安定化
体幹を少しねじりながら対角線方向に外乱刺激を加える.

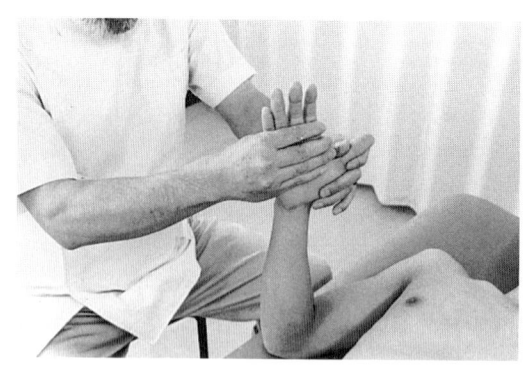

図 4-37 肘関節の安定化

7）肘関節の安定化

〈患者の肢位〉　背臥位

〈外乱刺激〉　肩関節を中間位に保持, 肘関節を90°屈曲させ, 伸展・屈曲, 回内・回外方向に外乱刺激を加える. しかし, 上肢は屈曲共同パターン優位の患者が多く, 肘関節の屈曲, 回内筋の緊張が高くなり常時その肢位に止まることが多い. したがって, 上記の肢位では肘関節の伸展, 回外筋の収縮を促すための外乱刺激を加えることが鍵となる（図4-37）.

4. 関節可動域運動

　前記したように, 関節可動域（以下, ROM）は角運動を得るための重要な条件である. 筋緊張が亢進していることが多い片麻痺患者にとって, ROMを改善し維持する運動を日常茶飯事的に行うことはきわめて大切である.

　ここではすべての体節部のROM改善を目的とした運動療法には触れないが, 頸部, 体幹と骨盤帯, 肩甲骨, 肩関節, 前腕, 手関節MP・IP関節などについて述べる.

　なお, 上記したリズム的安定化は, ROM改善と並行して行う. しかし, ROM制限が顕著な場合はROM改善を先行させることが重要である.

1）頸　部

　辛島, 筆者らは片麻痺患者における非麻痺側, 麻痺側方向への頸回旋ROMの差異について調査し, その結果, 自動, 他動双方ともに麻痺側への回旋が有意に低下していることを報告している.

さらに，頸回旋 ROM が低下している患者は種々の立ち直り反応においても有意に低下していた．これらのことからも寝返り，頭部からの立ち直りなどにおいて，頸部の ROM は大切であり，その改善・維持に努める必要がある．

　片麻痺患者の頸回旋 ROM の差異は，その動筋の作用よりも拮抗筋としての回旋方向と同側の胸鎖乳突筋，僧帽筋上部線維，短背筋群や回旋方向と反対側の板状筋，後頭下筋，脊柱起立筋などの短縮に起因すると考えられる．

　頸部の関節可動域運動として，すべての運動方向に個別に行う方法はここでは割愛するが，PNF のなかで対角線上の運動方向で行う方法のみを示しておく．これは，リズム的安定化の項でも述べたが，頸を対角線の延長上で安定化する方法と基本的に同じである．図 4-38 は患者を座位にしているが，背臥位で行うこともできる．この場合，頭部が治療台の端からはみ出す位置に患者を寝かせる．しかし，頭部は常に保持して，それが下に垂れ下がらないようにする（図 4-39）．

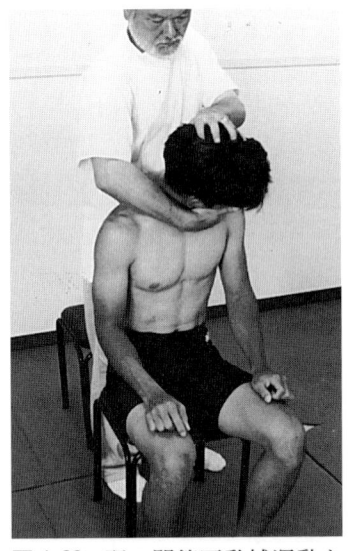

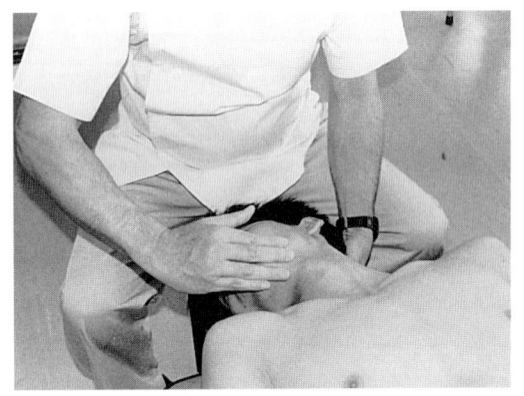

図 4-38　頸の関節可動域運動を対角線上で行っている．

図 4-39　背臥位で頸の関節可動域運動を対角線上で行っている．

2) 体幹と骨盤帯

　寝返り，歩行などの基本運動においては，体幹と骨盤帯の回旋は基本条件の 1 つとなる．歩行においては，体幹と骨盤帯は逆方向に回旋する．しかし，歩行時においては顔は正面を向いているので頸部の回旋は生じ

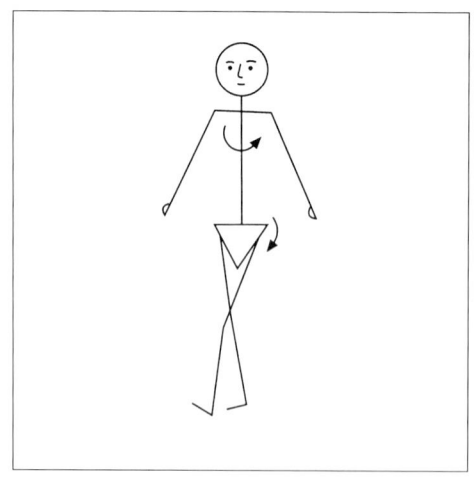

図 4-40 歩行時の体幹と骨盤帯の回旋
　左下肢振り出し時に骨盤帯は右へ，体幹は左に回旋し，顔は正面を向いているので，実際には体幹上部（Th 7 と 8 の間）は左に回旋している．片麻痺患者の歩行ではこの種の逆方向の回旋がほとんど認められないことが問題となる．

ていない．Gregersen と Lucas によれば，このとき Th 7 と 8 の間で回旋していると報告している（図 4-40）．しかし，片麻痺患者の多くは，歩行時の中心軸が非麻痺側に偏ることや麻痺側の体幹の腰方形筋，脊柱起立筋などの短縮により上記の運動が十分に行えないことが多い．したがって，麻痺側を上にした側臥位で体幹と骨盤帯とを逆方向に動かし，体幹筋や脊柱の靱帯などを緩やかに伸張する．伸張は麻痺側の下肢を前方と後方に交互に置いて 2 種類の方法で行う．その理由は，歩行周期のなかに，遊脚相（swing phase）と立脚相（stance phase）があり，股関節は屈曲（前方への振出し）と伸展（立脚中期以降の推進）があるからである．

遊脚相　立脚相

麻痺側体幹組織

　麻痺側体幹組織の短縮があるかないかを簡単に診る方法として，患者を背臥位にして，両下肢を屈曲し，それを非麻痺側方向に倒す．健常者では肩甲帯が床から離れないが，患者の体幹組織に短縮があれば，麻痺側の肩甲帯が床から離れる．それは短縮の程度に左右される（図 4-41）．

　患者の麻痺側下肢を前方に置き，股関節屈曲角度を約45°に保ち理学療法士の片方の手で大腿軸に沿って骨盤側方のやや後部に力を加えて押す．他方の手と前腕とを患者の体幹から胸部に当て，大腿軸と平行に約45°の方向に引く（図 4-42）．

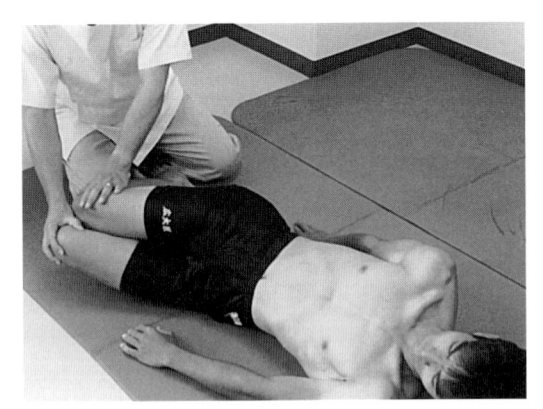

図4-41 体幹組織の短縮の検査

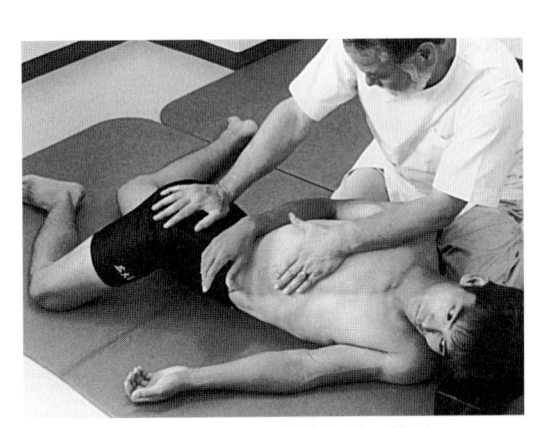

図4-42 麻痺側体幹組織の伸張

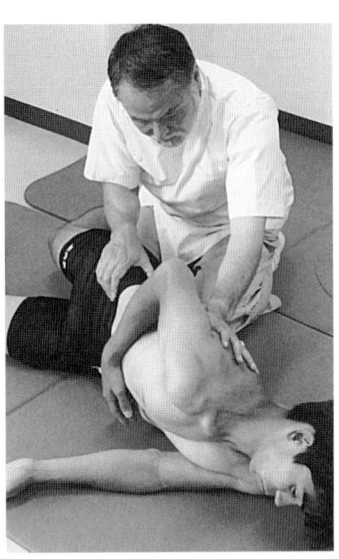

図4-43 麻痺側体幹組織の伸張

　片麻痺患者の麻酔側骨盤帯は後退していることが多く，これも歩行時の麻痺側下肢の振り出しの障害因子の1つである．したがってこの伸張を丁寧に行うことは重要である．
　麻痺側下肢が後方に置かれているときは，股関節伸展角度はあまり得られないので，可能な範囲で伸展位に保つ．伸張は双方ともに平行に斜め（約45°）方向に伸張する．理学療法士の片手は，麻痺側骨盤の上前腸骨棘に当て，他方の手は肩甲骨の下縁に当てる（図4-43）．上記の方法を行うとき，理学療法士の上体の体重をかければ伸張しやすい．
　体幹と骨盤帯の逆方向への回旋は，単に歩行時の問題に限らず，その程度によっては回旋を伴う基本動作の障害因子にもなる．

3）肩関節

肩甲上腕リズム

　運動学的視点から肩甲上腕リズムの機序がなければ，肩関節を含む肩甲帯の正常な運動は期待できない．

　片麻痺患者の場合，痙性麻痺により，肩甲上腕リズムは顕著に障害され，自動運動のみならず，肩関節のROMにも大きな影響を及ぼす．さらに，片麻痺患者の肩甲帯の後退や肩関節の亜脱臼や痛みは，肩関節のROMの障害因子になる．

　これまで，教科書などで紹介されている片麻痺患者に対する肩関節の関節可動域運動をみると，肩甲上腕リズムを十分に配慮した方法はみあたらない．

　筆者は，片麻痺患者の肩関節の痛みが多発し，かつROM制限をきたしやすいことに注目し，その最大の原因が肩関節の肩甲上腕リズムを無視した関節可動域運動の方法に問題があることを指摘している．そして，肩関節の運動学的視点から，上記の点を配慮して工夫した関節可動域運動を紹介している．

前方突出

　その方法は，肩甲骨の挙上・引き下げ，上方回旋，そして外転・上方回旋を含む前方突出（protrusion）の3種類の方法（ステップ1～3）で構成されている．この方法は，肩甲骨の可動性のスクリーニング検査としても使える．

　ステップ1の肩甲骨の挙上・引き下げ運動は以下の手順で行う．
① 患者の肢位は治療台上で麻痺側を上にした横臥位
② 理学療法士は患者の後ろに密着して座り，患者の体幹を安定させる．片手を肩甲骨，他方の手を大胸筋上部に置き，肩甲骨をサンドイッチにして押しつける．そして，両手で肩甲骨を上下（挙上・引き下げ）させる．挙上（図4-44）のときは両手を少し下にずらして，手掌で押し上げ，引き下げ（図4-45）のときは両手を少し上にずら

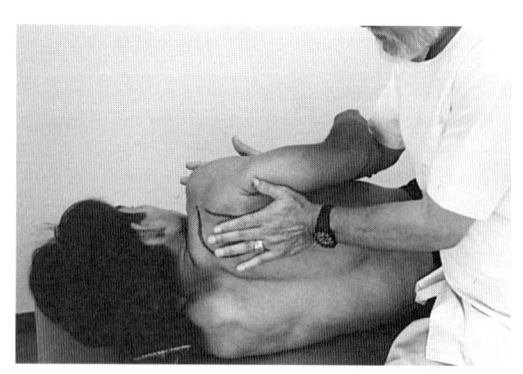

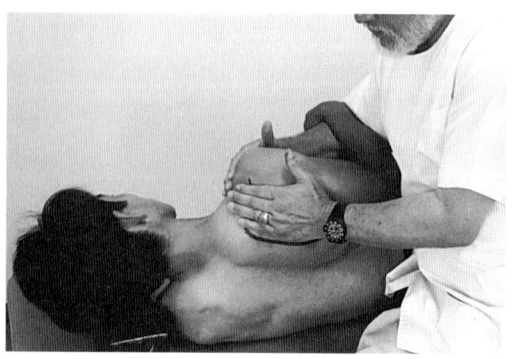

図4-44　肩甲骨の挙上　　　　　　　図4-45　肩甲骨の引き下げ

して，手指で押し下げると，肩甲骨を上下に最大限動かすことができる．片麻痺患者では挙上可動域制限を認めることがある．

ステップ2の肩甲骨の上方回旋は以下の手順で行う．

① 患者の肢位は上記と同じ．

② 理学療法士は患者の体側に置いた下肢を治療台上で屈曲し，他方は伸展位で足を床に着けて，患者の後ろに密着して座り，患者の体幹を安定させる．片手を大胸筋上部に置き，肩甲骨にそえる手は，手指を外転し，母指を肩甲骨の内縁下部に食い込ませる．手掌全面を肩甲骨に密着させる．患者の麻痺側の上肢は肘を約90°屈曲させ，大胸筋上部に置いた理学療法士の前腕で支える（図4-46）．その後，理学療法士は，患者の体側に置いた下肢の股関節を伸展（腰を浮かせる）しながら，両手で肩甲骨に圧縮を加え，かつ理学療法士は前腕に置かれた麻痺側の上肢をその前腕で肩関節を約90°まで外転させながら，肩甲骨を上方回旋させる（図4-47）．

ステップ3としての肩甲骨の上方回旋・外転・前方突出は以下の手順

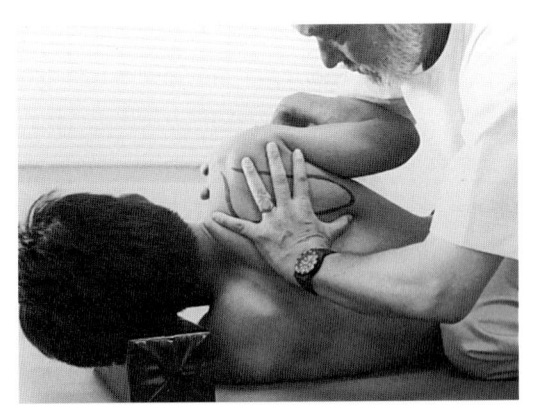

図4-46 肩甲骨上方回旋の開始ポジション

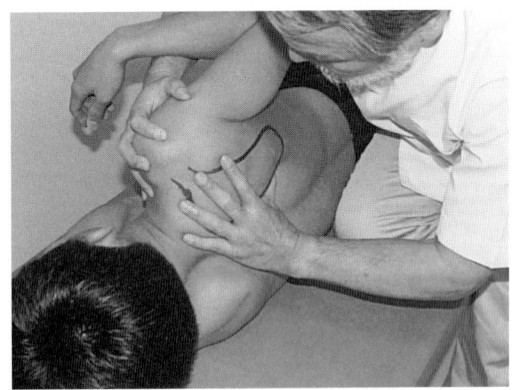

図4-47 肩甲骨の上方回旋

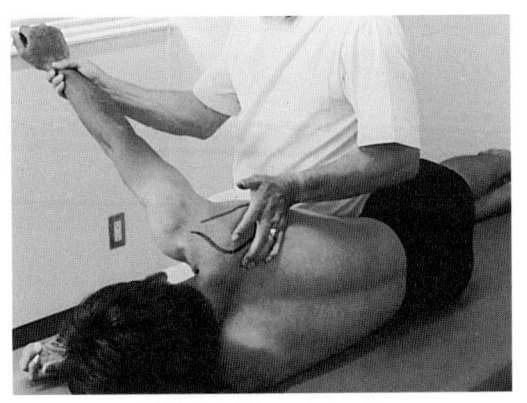

図4-48 肩甲骨の前方突出

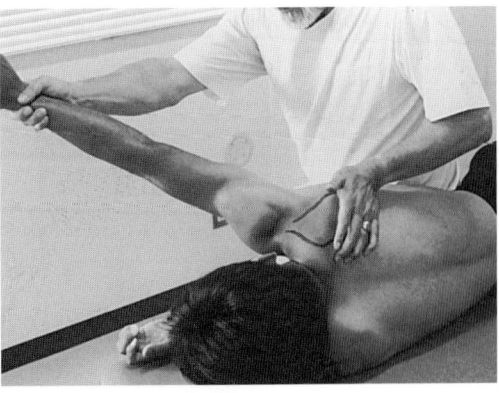

図4-49 徐々に屈曲角度を増して肩甲骨の前方突出を促す．

で行う．
① 患者の肢位は上記と同じ．
② 理学療法士は患者の腹部に密着して座り，患者の体幹を安定させる．片手で手首を保持して麻痺側上肢を伸展位に保つ．肩関節には常に圧縮を加え，その周囲筋の活性化を図り，かつ亜脱臼の増悪を避ける．他方の手の第3, 4, 5指を肩甲骨の内縁下部に当てる（図4-48）．そして，この手で円盤投げのように肩甲骨を上方回旋させながら，前方突出させ，上肢（上腕）と肩甲骨を2：1の比で徐々に挙上（屈曲）させる（図4-49）．このときに加える力の量は，肩関節への圧縮を1とし，肩甲骨に加える力を2もしくは，それ以上とする．その結果，上腕骨頭を肩関節面に保ちながら肩甲骨は上方回旋しながら前方突出する．

多くの片麻痺患者の肩甲帯は後退し，上肢は屈曲した共同運動を呈する．運動学的に効率的に上肢を伸展するには肩甲帯の前方突出と連動させる必要がある．その点から，上記した3種類の関節可動域運動は単にROM改善だけを目的にしたものではなく，上肢と肩甲帯の運動機能の改善も同時に図ることがポイントとなる．この場合，最初は他動的に行い，患者の運動機能の回復程度により，自動介助，自動運動へと誘導する．図4-50は患者を座位にして，屈曲・外転方向への前方突出を自動的に行わせ，肩甲骨の動きと位置とを確認している場面である．

4）前　　腕

上肢の屈曲共同運動を呈する片麻痺患者の前腕は回内肢位，もしくは

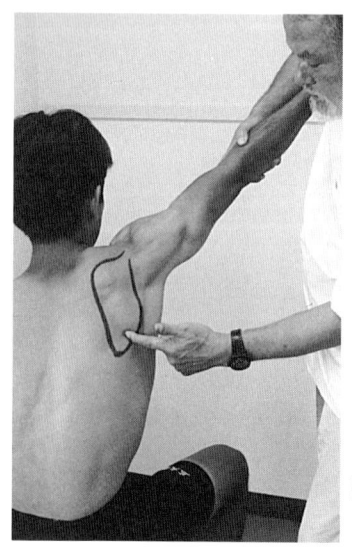

図 4-50　前方突出時の肩甲骨の動きと位置の確認

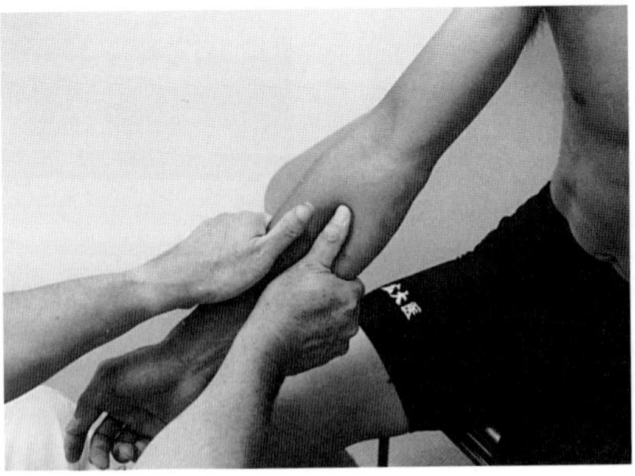

図 4-51 橈骨と尺骨間の組織のモビライゼーション

回外肢位に保持されたままであることが多い．したがって，橈骨と尺骨間の筋を含む組織が短縮して回内回外運動の制限をきたし，同時に手関節から指先にかけた浮腫の原因にもなると考えられる．これに対し，橈骨と尺骨間の組織の弾性を得るために，それぞれの骨を両手でつかみ，遠位から近位にかけて理学療法士の手を一定部位に止めず，移動させながら楕円形様運動モビライゼーション（mobilization）を加える（図4-51）．図4-51では患者は座位であるが，浮腫が顕著なときは，患者を背臥位にして，かつ前腕を心臓の位置より高い所に保持して行う．

浮腫

モビライゼーション

5) 手関節

関節裂隙
牽引

　上肢の屈曲共同運動を呈する片麻痺患者の手関節は屈曲（掌屈）肢位に保持されたままであることが多い．これに対して，関節裂隙を得るために手関節に牽引をかけ，手指の屈筋，屈曲支帯，掌側手根靱帯などを伸張しながら，伸展（背屈）する．さらに，橈屈・尺屈，circumduction（日本語訳は分回しだが，円を描くような回旋：円運動）などを行う．その方法として2種類の方法を紹介する．

　① 片手で前腕遠位部を持ち，他方の手で手背側を持って牽引しながらモビライゼーションを加える方法（図4-52）．この方法は初心者にはやりやすいが，リズミカルな円運動を加えるときは困難である．

　② 両側の母指を橈・尺骨遠位端に当て，第2，3，4指を掌球部（母指，小指球）に当てる．そして，母指で橈・尺骨遠位端を押し上げながら，第2，3，4指で掌球部を引いて牽引をかけながらモビライゼーションを加える方法（図4-53）．

　上記したように，この方法は熟練を要するが，手関節にリズミカルな円運動を加えたり，伸展，橈屈・尺屈が行いやすい利点がある．

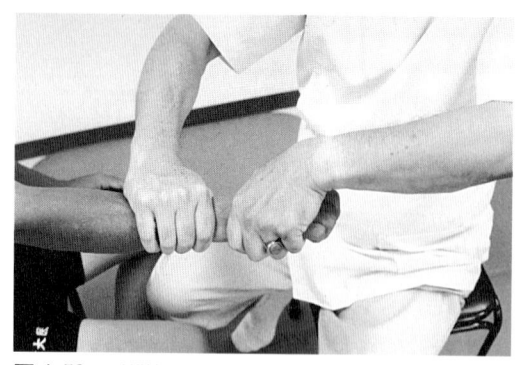

図4-52 手関節を牽引しながらモビライゼーションを加える．

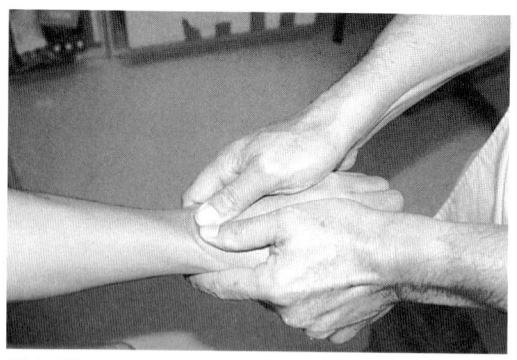

図4-53 別の方法で手関節を牽引しながらモビライゼーションを加える．

6）手掌，手背の組織

　上肢の屈曲共同運動を呈する片麻痺患者の手指は屈曲肢位に保持されることが多い．そのため，手内在筋，外来筋，腱鞘などの組織の短縮をきたしやすく，浮腫も生じやすい．

　これに対して，理学療法士の両方の母指を個別に患者の中手骨（第1と2，第2と3，第3と4，第4と5）に当て，他の第2，3，4，5指を患者の手掌に当てて，楕円形様運動のモビライゼーションを加える．これについても一定部位に止めず，理学療法士の手を近位から遠位に移動させながら行う（図4-54）．

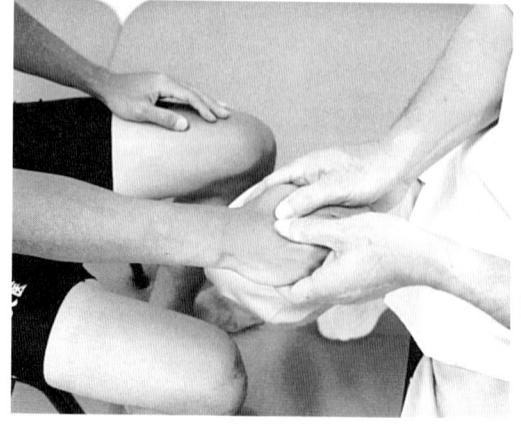

図4-54 手内在筋，外来筋の腱鞘などの組織にモビライゼーションを加える．

7）中手指節（MP）関節，指節間（IP）関節

　屈曲共同運動を呈する片麻痺患者の手指は屈曲肢位に保持されたままであることが多い．MP関節は球関節であるが，機能的には蝶番関節に近い．IP関節は蝶番関節である．

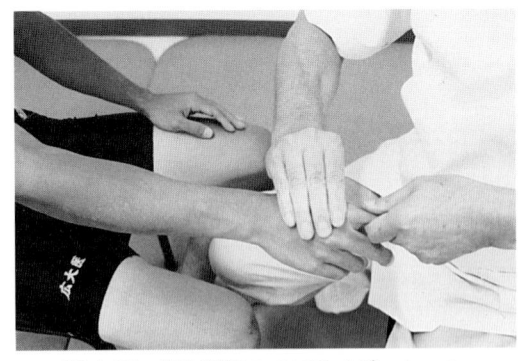

図4-55 MP関節のモビライゼーション 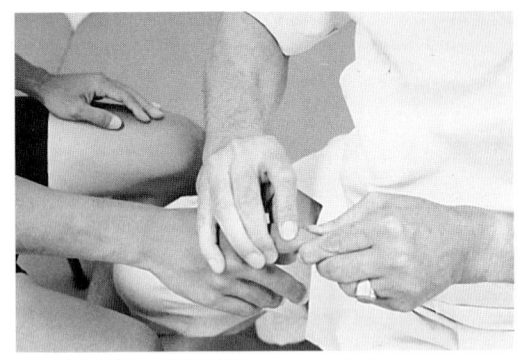　　　**図4-56** PIP関節のモビライゼーション

　これらの関節可動域運動については，すべての手指に関与している組織を他動的に，かつ同時にすべての手指を動かすのではなく，ひとつひとつの手指のMP・近位指節間（PIP）・遠位指節間（DIP）関節に対してそれぞれ個々にモビライゼーションを加えることが大切である．その際，理学療法士は個々のMP・PIP・DIP関節越しに近隣部位を持ち，牽引を加えながら，伸展・屈曲，回旋（角度はごく少ない）を他動的に行う（**図4-55，56**）．それぞれの関節を牽引すれば，関節裂隙が生じることから，可動性が得られやすい．

関節裂隙

　一連の関節可動域運動を肩関節から手指にかけて行うのか，それともその順序を逆にするかについては，議論のあるところである．上肢の浮腫は遠位部に生じやすいので，理論的には遠位関節から行うほうがよいといえる．しかし，最初に近位部の組織の弾性，あるいは柔軟性を得ておくほうが，遠位からの循環（血流）が近位部で貯留しないとも推察される．肩手症候群のように手指などに浮腫とROM制限がある場合は，とくに牽引しながらモビライゼーションを加えることを勧める．

肩手症候群

　以上，ここでは，片麻痺患者の障害構造の特性からして，とくに重要と考えられる頸部，体幹と骨盤帯，そして肩関節から手指までを含む関節可動域運動に限定して述べた．

5. 運動障害

　筆者が片麻痺患者の理学療法に関与しはじめた時代には，わが国において種々の神経生理学的体系が導入され，盛んにその研修会が開催されていた．筆者自身は第3章でも述べたように，特定の神経生理学的体系に限定するのではなく，患者の発症後の症状の変化を含め，個々の患者のニーズに応じた運動療法を提供することが重要であるとの視点に立ち，自分が学んだり，工夫したものを包括して使い分けることに努めて

きた.

　片麻痺患者の痙性麻痺の回復は，基本的に病巣部位とその障害内容（出血，梗塞など）や程度によって宿命的に定まることは第2章で述べたとおりである．しかし，患者の回復の可能性を最大限に引き出すことは，理学療法士に求められる責務であることから，この節では，既存の種々の神経生理学的体系をそのまま紹介するのではなく，それらの一部の体系の適応（indication）範囲，あるいは筆者が一部修正したものや工夫したものを中心に紹介する．

　ここで述べる運動障害とは，痙性麻痺により主として運動機能自体が低下し，ある特定の運動障害をきたしていることを意味する．現実的には，運動障害は運動機能の低下だけではなく，高次脳機能，感覚，姿勢調節，関節可動域などあらゆる障害因子が混在していることを認識しておく必要があることはいうまでもない．

1) 歩行パターンの誘発

　患者のADL水準の向上は患者の歩行能力水準との相関がきわめて高いことから，歩行運動障害の改善は理学療法の基本の1つになると考える．

　片麻痺患者が自立歩行に至らない要因は多岐に及ぶが，上記したごとく，痙性麻痺の程度はその大きな要因の1つである．

交互運動　歩行パターン

　また，両下肢の交互運動（歩行パターン）は歩行の基本になるが，それが重力下の立位において可能か否かは姿勢調節水準をはじめ，その他の運動障害に左右されることはいうまでもない．

Gait Patterning for Hemiplegia

　筆者は，上記の理由から，片麻痺患者の歩行パターンの活性化の可能性を目的に，"Gait Patterning for Hemiplegia"と題して，患者の下肢の痙性麻痺自体の回復により歩行運動を改善するという考えではなく，反射学的視点からその方法論を報告している．

　そのヒントと理論的仮説はSherringtonらの知見や伊藤，有働らの文献から得た．有働は歩行運動について以下のように述べている．

　「歩行運動の研究のなかで，Sherrington, Brownの知見が現在でもその土台になっている．特に，Sherringtonの反射学の理論はゆるがない．彼は，歩行において，受容器からの入力が反射中枢に至り，それが効果器に出力される過程の構成は個々の反射系が一定の順序に従って経時的に活動化されると考えた．そして，これらの機序は中枢神経系に備わっていると考えられている．また，侵害的入力に対して，生体の反応は中枢において最も優先的に取扱われ，なかでも屈筋系の活動が最初に起こり，その後伸筋系の活動が起こりやすいことは実験的に実証されている．

5. 運動障害　67

　そしてまた，深部受容器からの入力は表在感覚からの入力よりも重要であると考えられている．BrownはSherringtonとは対照的に，末梢からの入力を切断した動物実験（脊髄と脳の離断）によっても，四肢に歩行様の動きがみられたことから，脊髄に歩行リズムを発現する中枢があり，これが上位中枢によって活性化され調整（四肢の受容器からも情報をとり入れて）されることが歩行運動の基本的機構であると考えた．

歩行リズム

　Lundbergらは，リズム発現中枢に属すると思われるニューロン活動を精密な記録装置を用いて解析している．Lundbergは，脊髄反射系の実験データに考察を加えたが，そのなかで，着地に約100msec.先行して始まる腰，膝，距（ネコの足関節）伸筋の活動がみられるのは伸張反射（脊髄反射系）とは別の機構であり，これが歩行リズム発現中枢の出す基本的歩行リズムの一端であると考えた．なお，歩行プログラムということばは，歩行に関する神経機構の様々な内容について用いられてきた．Brownの実験では，末梢の受容器からの情報と独立に中枢神経系に明確なパターンを出す機構が備わっているという意味でプログラムということばが用いられ，Sherringtonの場合，単位反射の統合という点から，その統合機序の規則性について中枢プログラミングということばが用いられた．」

歩行プログラム

中枢プログラミング

　有働が述べる上記の記述に加え，交叉性反射（crossed reflex）および前肢後肢反射（hand-foot reflex）の知見もヒントになった．

交叉性反射
前肢後肢反射

　健常者の片方の下肢の屈曲・伸展運動（とくに股関節の運動を主に）に抵抗を加えると，他方の下肢の屈曲・伸展運動が発現する．これは片麻痺患者の非麻痺側下肢の屈曲・伸展運動に抵抗を加えると，麻痺側下肢の屈曲・伸展が誘発（完全弛緩性麻痺では発現しにくい）される．

　上記した知見に基づき，麻痺側下肢の歩行運動を活性化する方法を以

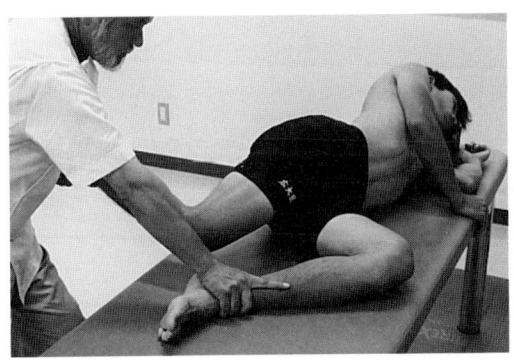

図 4-57　gait patterning for hemiplegia
麻痺側下肢の股関節屈曲・伸展運動を誘発する（麻痺側下肢の伸展の誘発．非麻痺側下肢の屈曲に抵抗を加える）．

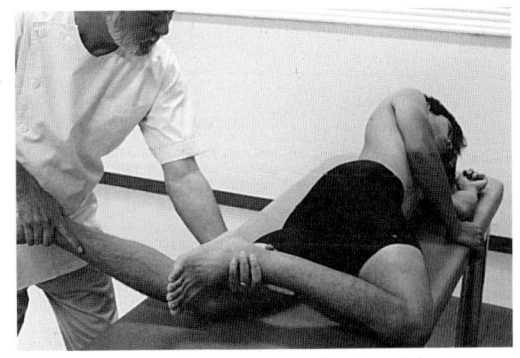

図 4-58　gait patterning for hemiplegia
麻痺側下肢の股関節屈曲・伸展運動を誘発する（麻痺側下肢の屈曲の誘発．非麻痺側下肢の伸展に抵抗を加える）．

下に示す（図4-57, 58）.
① 患者の肢位は麻痺側を上にした横臥位
② 開始肢位は非麻痺側下肢を伸展した場合は麻痺側下肢を屈曲（どちらから開始しても可）
③ 理学療法士は患者のそれぞれの足首を片手で保持し，患者の非麻痺側下肢の屈曲運動を求め，それに対抗を加える．それと同期して麻痺側下肢の伸展運動が発現するので，他方の手でそれを水平に保持しておく．
④ その交互運動を反復する．

この交互運動は主に股関節で起こるように留意する．そのためには，股関節伸展時に膝関節の伸展を防ぐことがポイントとなる．麻痺側下肢の反応は少ないので，麻痺側下肢を保持している手で一部介助してその運動範囲を非麻痺側下肢とほぼ同等にする．とくに，弛緩性麻痺の患者では反応がごく少ないので，麻痺側下肢の運動を介助する．

緊張性迷路反射　横臥位でこの運動を行えば，緊張性迷路反射の影響を受けないため，麻痺側下肢の筋緊張（とくに下肢伸筋）は抑制される．また，重力は下肢の横側から加わるため，顕著な共同運動が発現しにくいと考えられる．

この方法により，歩行パターンはある程度改善されることを臨床的に確認している．その仮説は上記したように，有働が紹介しているSherringtonやBrownらの知見，交叉性反射および前肢後肢反射(Sherrington)などに基づいて脊髄反射路における歩行運動リズム発現が活性化されるものとの仮説による．

分回し歩行　なお，歩行パターン自体の改善に限らず，下肢 Br. stage 3 で典型的分回し歩行を呈する患者に一定期間 gait patterning を行ったところ，分回しの度合いが減少した症例を経験している．しかし，この手技を行うのは，発症当初から患者の姿勢保持機能改善と並行して行うのが最適であると感じている．さらに，この手技を行う前に，前記した体幹と骨盤帯との逆方向の可動性（柔軟性）が十分に得られていることも必要条件の1つであることを付記しておく．

2）下肢PNFパターンの修正

PNFパターン　下肢のPNFパターンの原型は2種類ある．その1つのパターンの股関節の運動は，屈曲・内転・外旋-伸展・外転・内旋であり，他方は屈曲・外転・内旋-伸展・内転・外旋である．この後者のパターンは片麻痺患者の屈曲伸展共同運動と1つの動きを除き類似している．片麻痺患者の屈曲共同運動は屈曲・外転・外旋で，伸展共同運動は伸展・内転・内旋である．したがって，教科書的に最大抵抗を加えた下肢のPNFパターンは

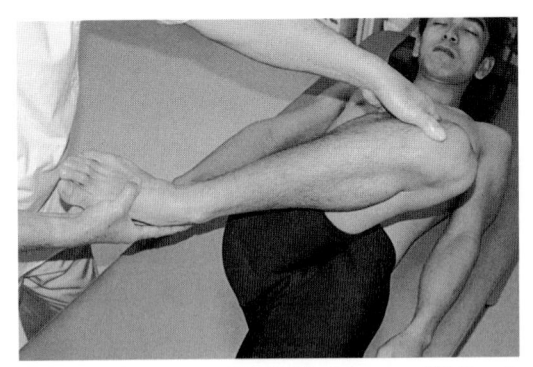

図4-59　修正した下肢PNFパターン（屈曲・内転・内旋）

図4-60　修正した下肢PNFパターン（伸展・外転・外旋）

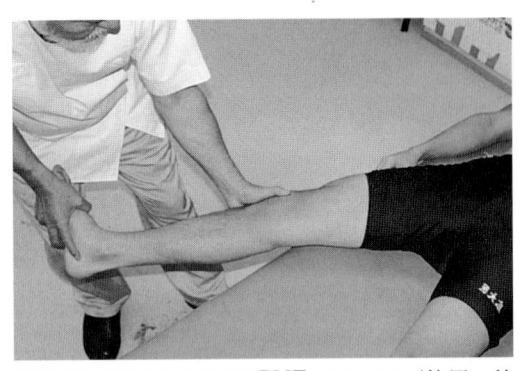

共同運動を助長する可能性がある．そこで筆者は，それらを屈曲伸展共同運動時の股関節の動きとまったく異なるパターンに修正して用いている．それは，屈曲・内転・内旋-伸展・外転・外旋のパターンである（図4-59，60）．そして他方のパターンは屈曲共同運動に類似しているのでまったく用いない．

　当然のことながら，共同運動に支配されている患者は修正したパターンを単独に，かつ自動的に行うことはできない．筆者は，この下肢パターンを急性期，あるいはベッド上で他動的関節可動域運動を兼ねて膝・足関節（股関節屈曲時に底屈，伸展時に背屈して，共同運動における足関節の連動を抑制する）を含めて開始する．患者の下肢の運動機能が回復し，個々の関節の分離運動 (isolated movement) が可能になっていく段階に準じて，自動介助（この場合は，とくに股関節の屈曲時の外転・外旋，伸展時の内転・内旋運動を防ぐ）から自動運動へと誘導する．

　この方法でも下肢の Br. stage が3段階にとどまる症例は多く，これについても対照群を設けたデータがないので，仮説の域をでないが，臨床的には，少なくとも患者の回復機能を最大限に引き出すことに寄与していると感じている．

3）上肢PNFパターンの修正

　教科書的な上肢PNFパターンも，下肢と同様に，片麻痺患者の上肢共同運動と類似したパターンがある．ましてや，最大抵抗運動はBr. stage 5であれば，それなりに可能であるが，とくに手指を含む上肢の機能は協調性や巧緻性が求められる．したがって，その強化よりも協調性や巧緻性を主体とした対応が必要になる．片麻痺患者の上肢共同運動が肩関節の屈曲・外転・外旋-伸展・内転・内旋であることから，急性期よりそれとは異なる肩関節の屈曲・内転・内旋-伸展・外転・外旋のPNFに含

分離運動

PNFパターン

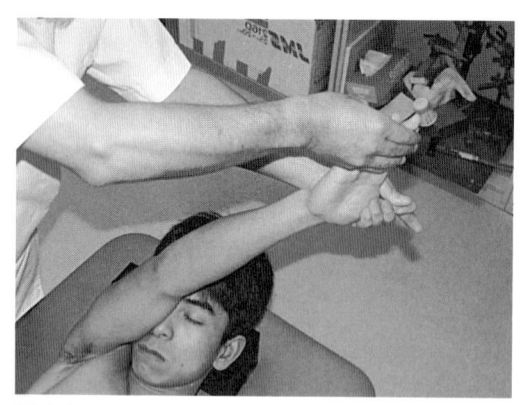

図4-61 修正した上肢PNFパターン（屈曲・内転・内旋）

図4-62 修正した上肢PNFパターン（伸展・外転・外旋）

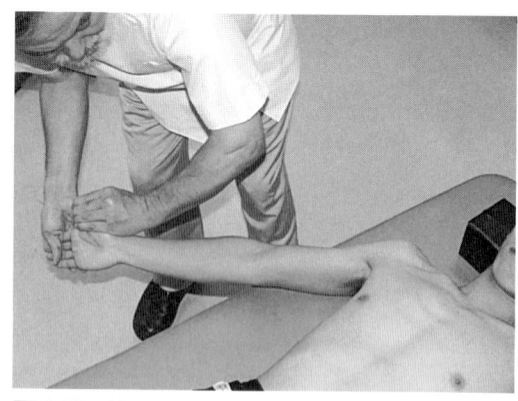

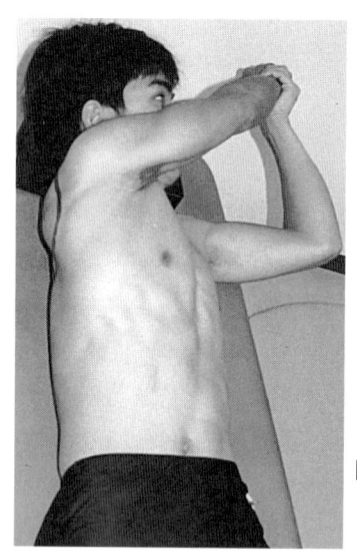

図4-63 非麻痺側の手で麻痺側肩関節を屈曲・内転・内旋方向に誘導

まれていないパターンで関節可動域運動を開始する（図4-61，62）．その後，患者の回復状態に応じて，自動介助，自動運動へと誘導する．とくに，伸展・外転・外旋は困難なことから，患者の回復状態に応じて，外転・外旋方向への運動範囲を拡大する．また，肩関節の屈曲・内転・内旋を肘関節伸展位で患者自身に行わせるときは，非麻痺側の手で麻痺側の手首を持たせるか，もしくは手指を組ませて，非麻痺側上肢で自動的に誘導させることもできる（図4-63）．

4）反射を利用した運動の誘発

Brunnstromの体系のなかに，反射・反応を利用して運動を誘発する方法が紹介されている．それらの主なものは，Bechterev，もしくはマリー・フォー（Marie-Foix）反射，緊張性頸反射（tonic neck reflex），

緊張性腰反射（tonic lumbar reflex），レイミステ現象（Reimiste's phenomena）を含む連合反応（associated reaction）などである．

　筆者もそれらのすべてを臨床的に試行した経緯がある．それらのなかで，データがないので仮説の域を出ないが，臨床的に筆者が有用と感じたもの，あるいは一部修正して利用している方法を紹介する．

(1) マリー・フォー反射

マリー・フォー反射
屈曲共同運動

　マリー・フォー反射はまだ随意的に下肢屈曲が不可能で，ある程度の痙性が出現している患者に対して行えば，下肢全体の屈曲共同運動が誘発できることを経験している．これを利用するさいには，患者を背臥位にし，下肢を伸展した肢位で行う．理学療法士の手で比較的強く足趾を屈曲，足関節を底屈させ，それらの筋に伸張を加えると，反射的にそれらが収縮して下肢屈曲が起こる．この現象が得られると，理学療法士はその反応と同期して患者に下肢を曲げるように伝えて，随意運動のきっかけをつくることがこの方法のポイントである（図 4-64, 65）．この場合，患者の下肢は屈曲共同運動として，股関節は外転・外旋する傾向があるので，理学療法士は一部介助してそれを防ぎ，下肢 PNF パターンの修正の項で述べたように，股関節を伸展・外転・外旋位にして誘発し，反応が得られたら屈曲・内転・外旋方向に誘導する．

(2) レイミステ現象

レイミステ現象

　レイミステ現象は，非麻痺側の下肢外転・内転に抵抗を加え，麻痺側下肢の外転・内転を誘発する方法である．しかし，Brunnstrom の原著では，いずれも下肢は伸展位になっている．片麻痺患者では下肢伸展位での外転が困難なことから，その肢位で股関節の外転を誘発するのは合理的である．しかし，内転への誘発は下肢伸展共同運動としての股関節の内転・内旋を助長しかねないので非合理的である．これに対して，片麻

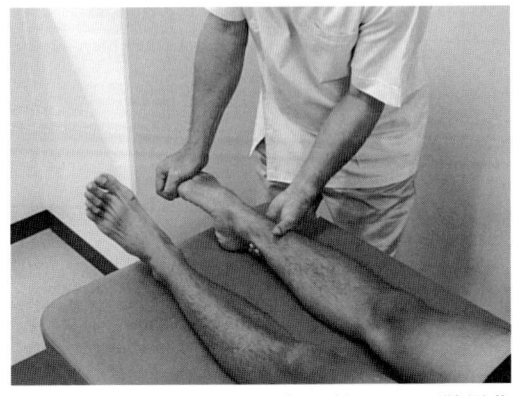

図 4-64　マリー・フォー反射を利用した下肢屈曲の誘発（開始ポジション）

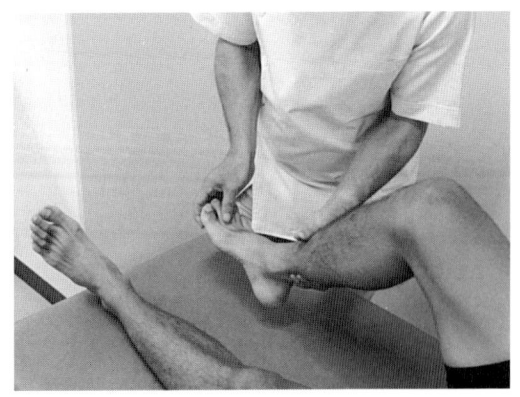

図 4-65　マリー・フォー反射により下肢屈曲が誘発

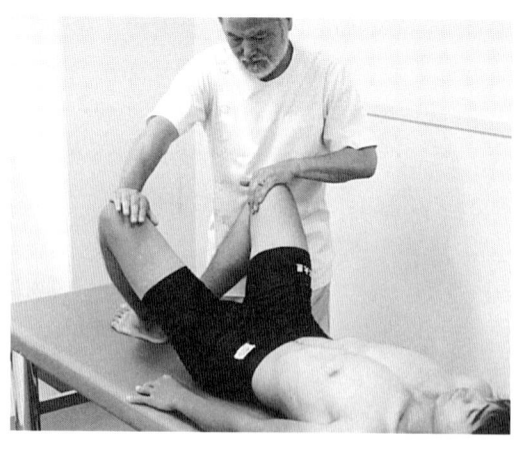

図4-66 レイミステ現象を利用して麻痺側股関節の内転運動を誘発

痺患者の下肢屈曲共同運動は股関節の外転・外旋になることから，その逆方向への運動が困難となる．したがって，この運動を誘発するときには原著に記載されている肢位を修正して，両股・膝関節を屈曲位に保ち，非麻痺側の内転運動に抵抗を加えれば，麻痺側股関節は内転する（図4-66）ので合理的であると考える．

(3) 緊張性腰反射

緊張性腰反射

緊張性腰反射は体幹（腰部）を回旋した方向の同側の上肢屈曲筋，下肢伸展筋の活動性が高まり，反対側にはその逆の現象が起こるものである．これは歩行，走行をはじめ種々のスポーツ競技などのフォーム，運動で自然に利用されている．あらゆるスポーツ競技で手や脚を使うが，それらの効率的でパワフルな動きの根源は体幹の回旋である．投球やバッティングで手投げ，手打ちという表現があるが，これは体幹回旋が十分に利用されておらず，手を振り切る動作に連動しないためである．ゴルフの球も腰痛や加齢などにより体幹回旋が不十分になると飛距離が短くなるのはこれに起因するところが大であろう．

体幹-頸-上肢パターン

Brunnstromは原著のなかで，片麻痺患者を椅座位にして，上肢を組ませ，体幹を回旋させることで緊張性腰反射を利用して，全体的な体幹-頸-上肢パターンの誘発を行っている．これは，緊張性腰反射が上肢への影響を及ぼすことから理論的ではあろうが，筆者は臨床的にその有用性は感じていない．

それよりも，患者の麻痺側を下にした横臥位で，患者の体幹と骨盤帯とを他動的に反復して逆方向に回旋（図4-67，68）させると，それに伴い麻痺側の下肢（股関節）の屈曲・伸展を得ることができる．これも，筆者が考える仮説の1つであるが，緊張性腰反射を歩行運動に必要な麻痺側の下肢パターンの誘発に利用できると考える．この手技を行う前にも，歩行パターンの誘発時同様，体幹と骨盤帯との逆方向の伸張を十分

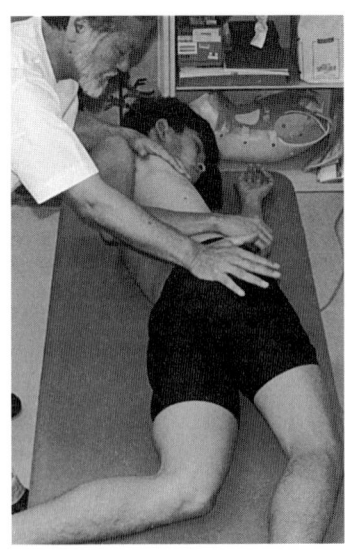

図4-67 体幹と骨盤帯とを逆方向に回旋して股関節屈曲を誘発

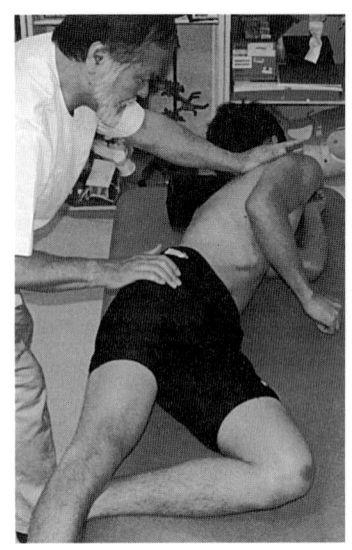

図4-68 体幹と骨盤帯とを逆方向に回旋して股関節伸展を誘発

に行いその可動性を得ておくことが必要である．

(4) 連合運動

片麻痺患者の運動機能の回復が不良と判断された症例では，異常は正常であり，中枢神経系の下位レベルの反射や運動は緊急事態における正常な現象であると解釈する必要性もあることを本章の冒頭で述べた．ただし，その判断を誤れば，下位レベルの反射や運動をむやみに誘発する可能性があることに留意しておくべきであろう．

この視点に立てば，上記の症例については，非麻痺側に抵抗を加え，Brunnstrom の著書にあるように麻痺側の連合運動を誘発することも合理的である．これについては後述する PNF についても共通している部分がある．

連合運動

5) 体幹・骨盤帯コントロール

体幹・骨盤帯コントロール

pusher 現象

片麻痺患者にとって中枢分節部である体幹・骨盤帯コントロールは重要である．片麻痺患者で重症例やいわゆる pusher 現象といわれ，非麻痺側への体重シフトが困難になる症例も散見されるので，頸部への対応と並行して体幹・骨盤帯コントロールを習得させることが肝要である．ここではその方法として筆者が工夫した特定の肢位における運動を紹介する．

(1) 四つ這い

患者に四つ這い肢位を保持させる．麻痺側肘関節が不安定なときは，肘を支持し，手指伸展，手関節背屈が不十分なときは，丸めたタオルなどの上に手掌を置けばよい．その場合，非麻痺側との高さを同等にするためその手掌も同じ状態にする．これらの運動により体幹・骨盤帯の伸展・屈曲・側屈のコントロールを習得させる．運動の手順と内容は以下のとおりである．

① 四つ這いの患者に体幹の屈曲と骨盤帯の後傾を求め，腹筋を収縮させて脊柱全体を丸くして円背様のアーチをつくらせる（図4-69）．
② 次にそれとは反対に，腹筋を弛緩させ，脊柱起立筋を少し収縮させて，脊柱を伸展位に反らせる（図4-70）
③ 患者に頭を左に向けさせると同時に骨盤帯を左に側屈させる．患者には眼で自分の左の殿部をみるように伝えて体幹を側屈させる（図4-71）．次は，反対側で行う．これは通常麻痺側への側屈が困難であるが，麻痺側の体幹部組織が短縮していれば，非麻痺側への側屈が困難になることもある．

上記の運動を患者が自動的に十分に行えないときは理学療法士は介助

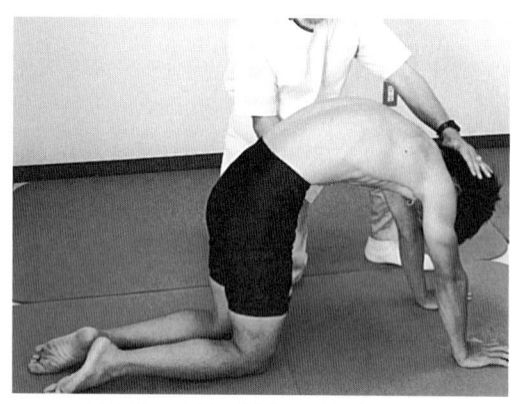

図4-69　脊柱の屈曲と骨盤帯の後傾 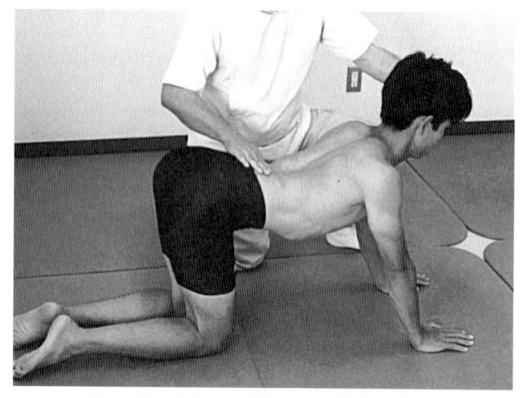　　　図4-70　脊柱の伸展と骨盤帯の前傾

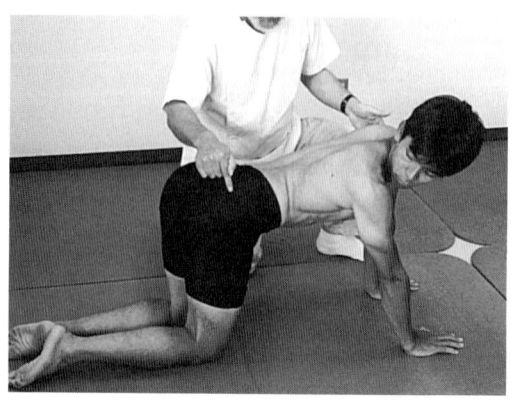

図4-71　体幹側屈

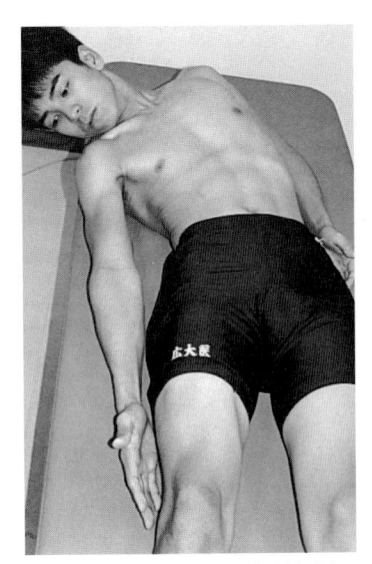

図 4-72　背臥位での体幹側屈 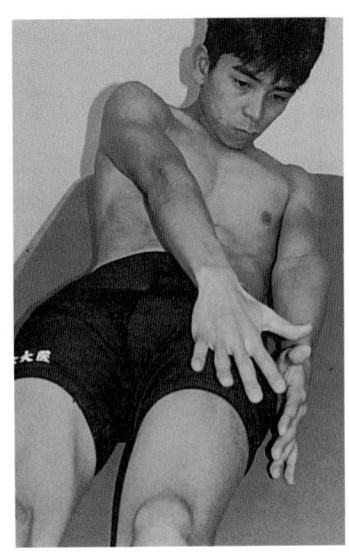　　図 4-73　背臥位での体幹の屈曲・
　　　　　　　　　　　　　　　　　　　　　　回旋

する.
(2) 背 臥 位
これは体幹の側屈（その伸張を含む）を目的とした運動である.
① 患者は上肢を体側に置いて背臥位．非麻痺側の体幹を側屈させる．このとき非麻痺側の手を膝外側まで伸ばすように伝える．
② 同じく，麻痺側に体幹を側屈させる．麻痺側の上肢が伸展できない患者には，理学療法士が患者の手を介助して膝外側まで誘導する（図4-72）．

以下は対角線上での体幹の屈曲・回旋を目的とした運動である.
① 患者は背臥位．理学療法士は患者に面して下肢の側方に座り，両膝を片手で支持し，最初は他方の手を患者の股関節上の空間に保持する．患者には体幹を起こしながら非麻痺側の手を理学療法士の他方の手に触れるように伝える．患者の能力に応じて，理学療法士の手の位置をより遠く，高くすれば，患者の体幹の屈曲・回旋が大きくなる．
② 同じ運動を麻痺側で行わせる（図4-73）．麻痺側上肢が十分に伸展できないときは，肩甲帯を斜めに挙上させるか，手を保持して誘導する．しかし，亜脱臼のある患者ではこれを引かないこと．
(3) 座 位
以下は上記した運動と同じであるが，その運動範囲が大きいことや対角線上での体幹伸展・回旋に主眼をおいている．患者の足幅を肩幅と同じ程度にして，椅子もしくは腰かけ台に座らせる．患者には，麻痺側の

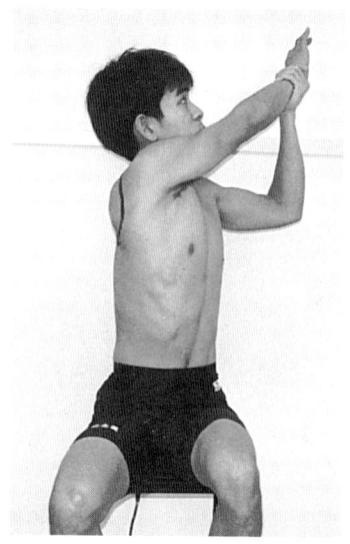

図 4-74 対角線上での体幹の伸展・回旋

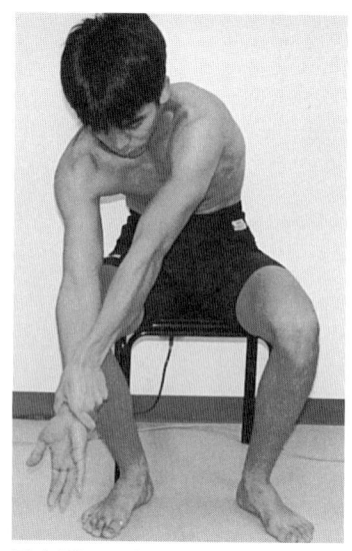

図 4-75 対角線上での体幹の屈曲・回旋

手もしくは手首を非麻痺側の手で握らせる．
① 患者に手を注視させたままで，体幹を伸展・回旋させながら，上肢を非麻痺側斜め上方（対角線上）に可能な範囲で挙げさせる（図4-74）．
② 次に体幹を屈曲・回旋させながら，手を麻痺側の足につけさせるようにする（図4-75）．

(4) **pelvic board を用いた骨盤運動**

筆者らは，主に骨盤運動の改善を目的にして pelvic board を考案し，片麻痺患者を対象にして座位における骨盤の側方運動の練習効果を検証している．pelvic board の構造は図4-76に示すように，厚さ35mm，縦200mm，横340mm の長方形の板で，その裏中央に高さ35mm の半円柱を

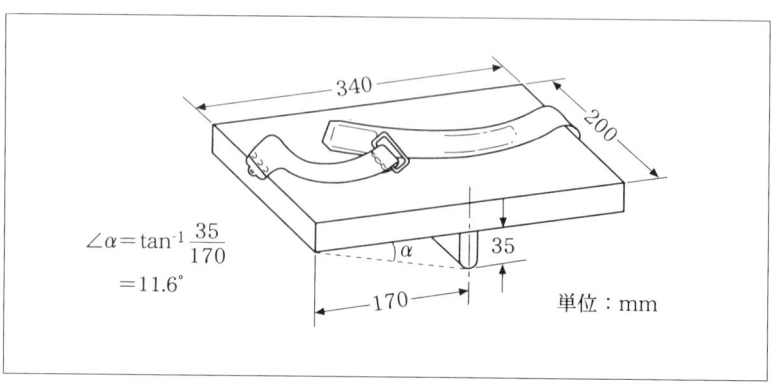

$\angle \alpha = \tan^{-1} \dfrac{35}{170} = 11.6°$

単位：mm

図 4-76　pelvic board の構造

表4-1 pelvic boardによる非練習群,練習群のデータとt検定

	初回	2回目および最終回	改善差の平均	t検定
非練習群	12.3 (SD6.2)	15.1 (SD8.7)	2.8	$t=3.10$ ($p<0.005$)
練習群	8.9 (SD3.3)	23.4 (SD7.6)	14.5	$t=4.07$ ($p<0.001$)
t 検定	$t=2.21$	$t=2.98$ ($p<0.005$)		

縦軸に取り付けたものである．骨盤運動時に骨盤の安定性を得るため板の両端にシートベルトを取り付けた．また，板の上には殿部への圧を緩和するため厚さ20mmのフェルト（硬いラバーでも可）を貼った．正常歩行における骨盤側方傾斜角度が8°であることから，それ以上の角度として任意に11.6°とした．これを歩行可能な片麻痺患者で年齢，発症期間，下肢のBr. stageなどを均等にして練習群16名と非練習群24名に分け，練習群には骨盤運動の1往復を1回として1日150回の練習を課し，日曜日を除き2週間継続させた．その結果，表4-1に示すように，練習群の練習効果が有意に認められた．

また，その後の検証では，骨盤の前後・側方運動が傾斜角度の差によりいかに推移するかを知る目的で，pelvic boardの傾斜角度差を2.5°の間隔にして，5°から20°までの7段階でデータを収集した．なお，前後骨盤運動に用いるpelvic boardは半円柱を横軸に取り付けたものである．それぞれの傾斜角度は，図4-76に示す式に従い半円柱の高さを調整して求めた．対象は上記した対象者とは別に35名とし，平均年齢60.5歳，Br.

表4-2 各角度間の回数の推移（前後骨盤運動）　　N=35

角度	5°	7.5°	10°	12.5°	15°	17.5°	20°
回数平均値, SD	26.6±13.7	22.8±12.2	18.5±9.8	16.1±9.5	13.6±7.8	11.2±7.2	9.5±6.5
隣接角度との回数差		3.8	4.3	2.4	2.5	2.4	1.7

表4-3 各角度間の回数の推移（側方骨盤運動）　　N=35

角度	5°	7.5°	10°	12.5°	15°	17.5°	20°
回数平均値, SD	21.4±8.3	18.3±7.9	15.0±6.9	11.8±5.9	9.6±5.2	7.0±4.3	5.5±3.8
隣接角度との回数差		3.1	3.3	3.2	2.2	2.6	1.5

前後骨盤運動回数＞側方骨盤運動回数
$t=2.31$ ($p<0.05$)

stageは3～4で発症から3年を経過した者であった．この結果，仮説どおり，前後骨盤運動および側方骨盤運動の双方とも傾斜角度が大きくなると骨盤運動回数が減少した（表4-2, 3）．しかし，2.5°の隣接角度との回数差ではほとんど有意差は認められなかったが，5.0°では双方ともにすべての間で有意差が認められた．また，前後と側方の骨盤運動回数では有意に前後における回数が多かった．

上記したように，pelvic boardによる骨盤運動を練習することで，その効果が得られることは判明したが，それが歩容やADL水準の改善にどれほど寄与しているかについては，その他の関連要素が多いことから断定することは困難である．また，体幹と骨盤帯は体幹と隣接していることから，骨盤運動の改善は体幹コントロールにも寄与するものと考える．

6）膝立ち位

片麻痺患者にとって，膝立ち位は膝関節屈曲位で股関節が中間位に保たれることから，下肢の伸展共同運動の抑制になると考えられる．膝立ち位でリズム的安定化を行うことはその点からも重要といえる．しかし，それだけではなく，ここでは，歩行準備段階として膝立ち歩行を含み，この肢位で行ういくつかの方法を紹介する．

膝立ち歩行

(1) 骨盤帯と体幹の逆方向の運動の誘発

患者を膝立ち位にして，理学療法士は患者の後方から両手で骨盤の側方を保持する．そして，緩やかに骨盤をどちらかに回旋させ，即逆方向

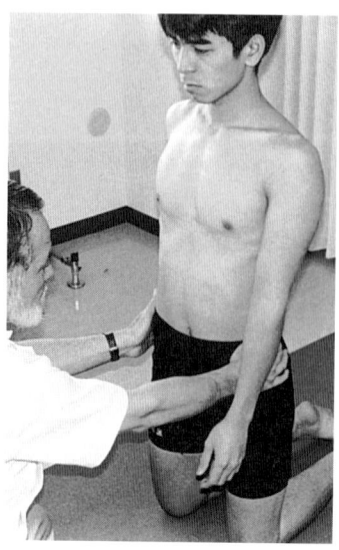

図4-77　骨盤帯をコントロールして骨盤帯と体幹の逆方向の運動を誘発

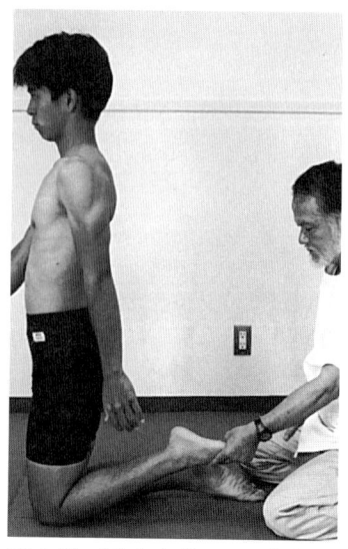

図4-78　膝立ち位での歩行パターンの誘発

に回旋する．これにより，骨盤帯と体幹の逆方向の運動が得られる（図 4-77）．この手技は多少熟練を要するので，理学療法士の練習が求められる．また，これについても前もって骨盤帯と体幹の逆方向への伸張を行い，体幹組織の柔軟性を得ておく必要がある．

(2) 膝立ち位での歩行パターンの誘発

膝立ち位

患者を膝立ち位にして，理学療法士は患者の足首をそれぞれの手で保持する．患者に歩行するときのように，両手を前後に振るように伝える．麻痺側上肢が振れない場合は，その肩甲帯を振るように伝える．患者が右手を前方に振り出したとき，理学療法士は患者の左足首を床から10～15cm 持ち上げる．次はその逆を行い，これを連続して行えば，膝立ち位での「その場歩き」になる（図 4-78）．これがうまくできるようになれば，理学療法士は患者の麻痺側の足首だけを持ち上げてやれば，患者は非麻痺側の膝関節屈曲を自力で行える．この方法により，患者は歩行時の四肢の交互運動を体験するので，それが立位歩行に活かされると考える．

(3) 膝立ち歩行

膝立ち歩行

上記の 2 つの運動を練習した後，膝立ち歩行を行うとき，理学療法士は患者の後方に立ち，理学療法士の膝を屈曲して患者の殿部のやや外側に当て，両手を肩ごしに大胸筋と腋下の間に当てる．理学療法士の足背部内側を患者の下腿部外側に当てる．歩行開始を右下肢とすれば，理学療法士は患者の体幹を左にシフトさせながら，右に回旋（振り出した下肢の逆方向）させる．理学療法士はこれと同期して膝で殿部を前方に押しながら右の下腿部をすくい上げるようにして前方に運ぶ（とくに麻痺側）（図 4-79）．これを交互に連続して行うことにより，患者はほとんど

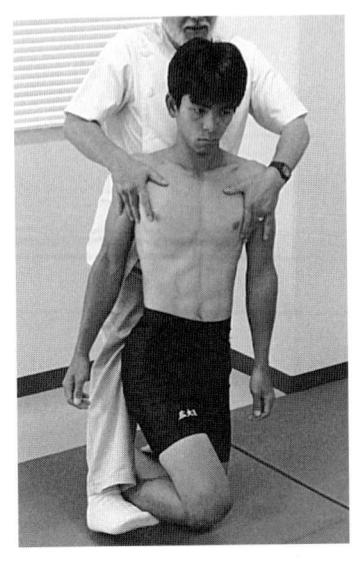

図 4-79　膝立ち歩行

努力することなく膝立ち歩行で立位時歩行のパターンを体験できる．なお，変形性膝関節などによる痛みのある患者では，膝に負担が加わり痛みが増悪することもある．このようなときは，より柔らかいマット上で行うか，膝パッドを装着させて行えば可能になることがある．ちなみに，千代，筆者らは，このような患者のために膝関節保護装具を作製して使用していることを報告している．

膝関節保護装具

7）立位での歩行パターンの誘発

上記したように，種々の肢位で患者の歩行パターンを誘発する方法を紹介した．しかし，最終的には立位における抗重力位で姿勢を調節しながら歩行することが求められる．通常，歩行練習移行期には患者の能力に応じて平行棒内，もしくは杖歩行に移行せざるをえない患者もいる．しかし，基本的に支持なしで立位を保持できる患者に対しては，平行棒や杖を使用しない歩行練習に移行できる．

キーポイント・コントロール

そのさいに応用する原理は，Bobath が提唱したキーポイント・コントロール（key points of control）である．これは理学療法士が頸と脊柱，肩甲帯と骨盤帯などの近位体節部をコントロールすることで，四肢の自動運動を引き出すという方法である．それを歩行時に応用した2種類の方法を紹介したい．

(1) 骨盤帯コントロールによる歩行

骨盤運動
重心移動

正常歩行においては，3つの骨盤運動（水平回旋，側方回旋，前方・後方回旋）と2つの重心移動（左右，上下）が生じる．前方・後方骨盤運動と上下の重心移動はとくに配慮しなくても自然に生じることからこれらを除き，その他の3つの動きを骨盤帯に加える．そのさい，理学療法士は立位保持した患者の後方に膝を屈曲して立ち，手を患者の骨盤の側方に置く．仮に，左脚から振り出させたいときは，患者の骨盤を緩やかに右斜め前方に移動させると，左脚の足踏み反応（stepping reaction）が起こる．この瞬間に左骨盤をやや上方に持ち上げながら右水平回旋させ左脚の振り出しを助ける．この後は，右脚振り出しを引き出すために骨盤を左斜め前方に即座に移動させ，右脚の足踏み反応が起こる瞬間に右骨盤をやや上方に持ち上げながら左水平回旋させる（図4-80）．

足踏み反応

最初の数歩はやや緩やかなスピードで誘導し，その後加速を加えて一定のテンポにする．これをうまく行えば，患者の体幹は骨盤帯と逆方向の動きになり，かつ上肢は振り出した脚と反対，つまり体幹回旋と同じ方向に動く．この手技のコツは，歩行は足踏み反応の連続であると解釈できるので，立位時の重心点が所在する骨盤帯の動きにより，それと逆方向への体幹の動きを引き出すことである．また，理学療法士の脚の振

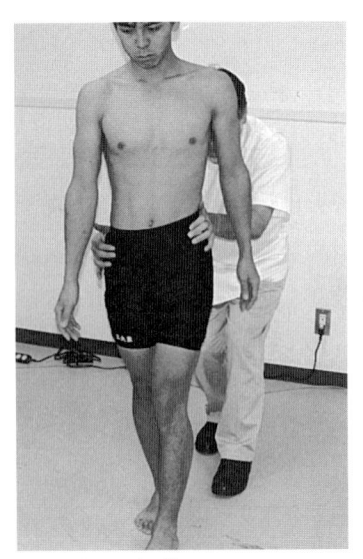

図4-80　骨盤帯をコントロールした歩行パターンの誘発

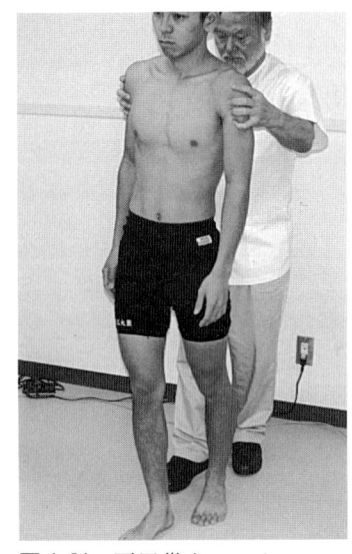

図4-81　肩甲帯をコントロールした歩行パターンの誘発

り出しを患者のそれと同期させることで，左右への重心移動が自然に患者に伝わる．この方法は一見簡単であるが，健常者に対して行っても最初はうまく歩行パターンを誘発できないので熟練を要する．1つの練習法として，健常者が歩行しているときに骨盤の側方に手を当ててその動きを何度も感じてみることが大切である．

　(2)　肩甲帯コントロールによる歩行

　肩甲帯のコントロールによる歩行の誘発は上記の方法より簡単である．正常歩行において，体幹の回旋は上肢の振り子運動によって大きくなる．体幹の回旋は骨盤帯の逆方向の水平回旋を促し，それにより脚の振り出しを容易にする．理学療法士は立位保持した患者の後方に立ち，患者の左右の肩甲帯を持つ．仮に，左脚から振り出させるときは，肩甲帯を右斜め前方と左回旋を加えれば左脚の足踏み反応が起こる．次に肩甲帯を左斜め前方と右回旋を加えれば右脚の足踏み反応が起こる（図4-81）．このときも理学療法士の脚の振り出しを患者のそれと同期させることで，左右への重心移動が自然に患者に伝わる．

振り子運動

足踏み反応

6．平衡運動反射および立ち直り反射・反応

平衡運動反射

　片麻痺患者の運動障害は種々の障害因子に起因することはすでに述べた．そのなかで，姿勢調節に関与する平衡運動反射（バランス反応）および立ち直り反射・反応の働きはきわめて重要である．したがって，患者の静的姿勢保持が可能になっても，運動遂行時のバランスが保てると

1) 眼球運動の改善

　片麻痺患者のなかには，病巣部位により種々の眼徴候を呈することがある．視覚情報は姿勢調節に大きな影響を及ぼすことからその内容と程度の評価は大切であり，かつ可能な範囲でその改善に努めることが求められる．しかし，種々の眼徴候に対する理学療法はほとんど開発されていないのが実情である．筆者も眼徴候に対する運動療法体系について特定の理論はない．しかし，少なくとも，眼球運動に関与する筋への働きかけにより，注視，滑動追従運動などの改善にいくらかでも役立てば，少しでも眼からの立ち直り反射・反応を助長するとの仮説を持っている．

　眼球運動は，患者に左右，上下，斜め方向に注視点を与え，それを緩やかに，かつ狭い範囲で動かし，しだいにそのスピードを早く，範囲を広くしていけばよい．しかし，同名半盲などの視野欠損，高次脳機能障害による認知障害などがあれば，それらを十分に把握したうえで視覚情報を与える必要がある．

　眼球には，頭部を傾けても視野のぶれを防ぐために，前庭動眼反射弓によりその位置が水平に保たれようとする働きがある．したがって，患者の頭部を意識的に種々の方向に傾ければ，この反射が活性化されると推察する．

2) 眼からの立ち直り

　患者を座位，膝立ち，立位などの肢位にして，動的注視点を与えれば，患者はそれを追従する．患者がバランスを失なわない範囲でそのスピードを増し，範囲を拡大していけばそれに応じて患者の頭部も連動する(図 4-82)．これにより，眼からの情報が眼球運動および眼からの立ち直り反

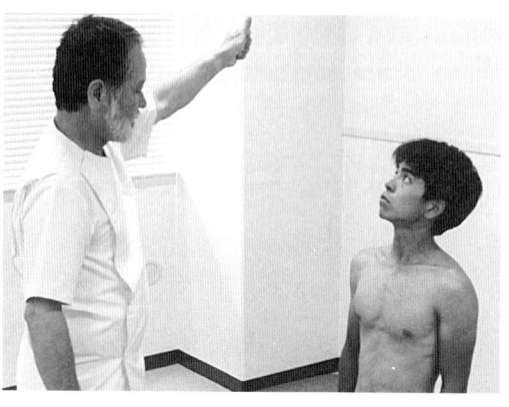

図 4-82　視覚情報による姿勢調節機能の改善

射・反応の改善になると推察する．なお，寝返り，方向転換などで先行する運動は頭部であるが，実際にはそれに先立ち眼球運動が生じていることを考えると，眼球運動は頭部と同等，あるいはそれ以上に重要であるといえる．

3）防御伸展反応による麻痺側上肢の伸展誘発

防御伸展反応

防御伸展反応を利用して片麻痺患者の麻痺側上肢の伸展を誘発するとき，片麻痺患者をプラットフォームに座らせるかマット上で長座位をとらせる．理学療法士は麻痺側手掌に手を添えて可能な範囲で手関節を背屈させ，手指を伸展させて保持する．そして，理学療法士は非麻痺側の肩甲帯を麻痺側に押して体幹を傾ける．そのとき麻痺側上肢をやや外転させながら肘関節伸展位に誘導する(図4-83)．それが不十分な場合は肘関節を支持する．この方法は患者の典型的な上肢屈曲共同運動があれば適応にはならない．

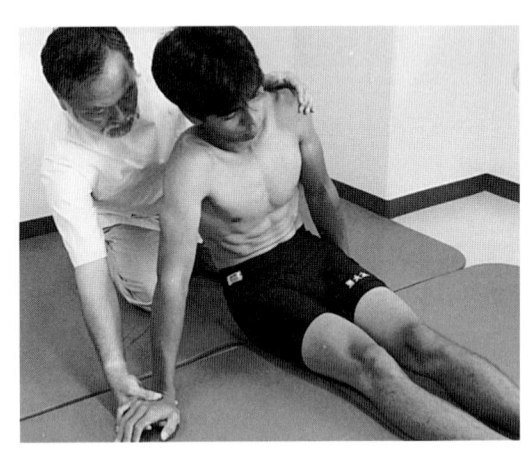

図4-83 防御伸展反応による麻痺側上肢伸展の誘発

4）座位での頭からの立ち直り

患者に上肢を組ませ，プラットフォームに座らせる．理学療法士は患者の両方の下腿を持って，上下，斜めに動かして外乱刺激を加えると患者の体幹が傾斜する．それに対して患者に頭からの立ち直りを促す（図4-84, 85)．このときの外乱刺激は，リズム的安定化で用いるときよりも，大きく，かつ早めのものにする．

5）膝立ち位による平衡運動反射・立ち直り

理学療法士は膝立ち位にした患者の両方の足を少し持ち上げてマットから離し，支持面を小さくする．そして，前後左右の外乱刺激を頭部，

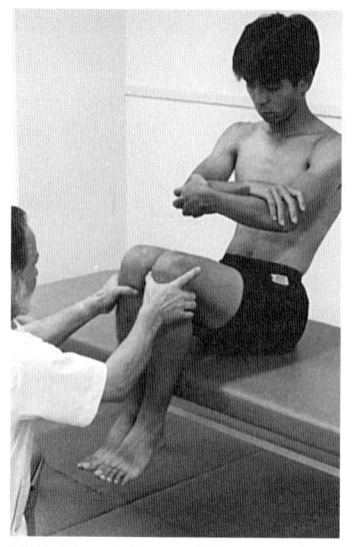

図 4-84 座位での頭からの立ち直り（前後）

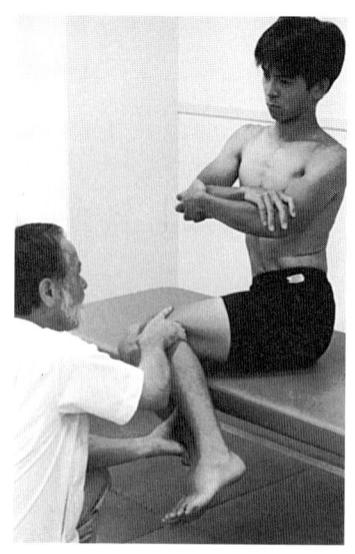

図 4-85 座位での頭からの立ち直り（側方）

肩甲帯，骨盤帯に加える（図 4-86）．このさい，患者の反応の1つとして，膝関節屈筋の収縮を得ることもできる．

　さらにその足を左に動かし，患者に左の肩ごしに自分の足を見るように伝える．そして，次に右に動かし，患者に右の肩ごしに自分の足を見るように伝える．これを何回か行った後，患者には足を動かす方向を教えず，ランダムに左右に動かして，動いた方向の足を見るように伝える（図 4-87）．この動きのパターンは，スキーにおけるパラレル回転時に両下肢を揃えて行う運動と同一であると考える．そして，歩行はこのパター

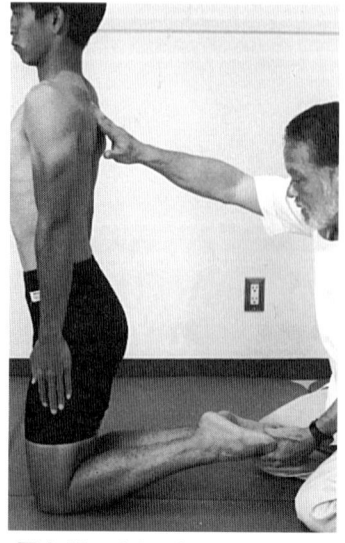

図 4-86 膝立ち位での立ち直り

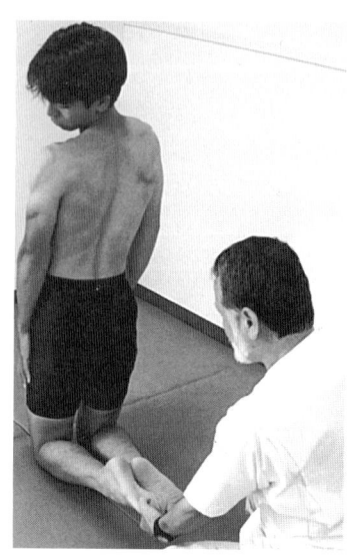

図 4-87 膝立ち位での立ち直り

ンを両下肢の交互運動として行うものである．したがって，膝立ち位での抗重力肢位において，骨盤帯と体幹との逆方向への動きを行いながら，平衡運動反射・立ち直りを習得する練習になると考える．

6) 足踏み反応 (stepping reaction) の誘発

足踏み反応

　転倒防止という点からも，足踏み反応は重要であるが，片麻痺患者の麻痺側下肢の足踏み反応はなかなか得られないことが多い．また，麻痺側下肢の支持性が低ければ，非麻痺側下肢でも足踏み反応が困難になることがある．この方法では，まず非麻痺側下肢の足踏み反応を引き出す．理学療法士は立位保持が可能な患者に密着して麻痺側に立ち，片方の手で麻痺側上肢の手掌を支える．他方の手は患者の骨盤側部に手を回す．患者に接していない方の脚を前後，斜めにステップし，同時に骨盤に置いた手でその方向に患者を誘導すれば，足踏み反応を引き出せる（**図4-88**）．麻痺側下肢の足踏み反応の引き出しを行うときは，上記と反対の位置に立つ．

　上記した方法は，社交ダンスで男女が向かい合って踊るとき，男性はステップ（重心移動）と手で女性を誘導することに類似している．歩行可能な患者には，緩やかな音楽のもと，理学療法士が種々の方向にステップして患者を誘導すれば，足踏み反応の練習を楽しくやれる．筆者が常勤で病院に勤務していたときには，必要に応じてこれを行っていた．

7) 立ち直り反射・反応による足関節背屈

足関節背屈

　立ち直り反射・反応により，十分な筋収縮が起こることでバランスを

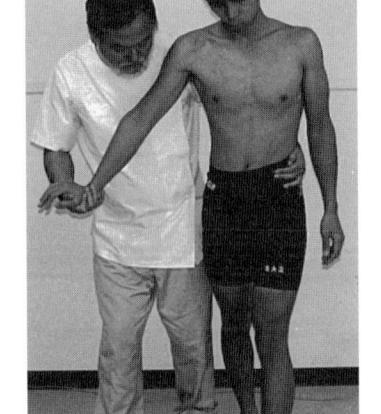

図4-88 足踏み反応の誘発　　　　**図4-89** 足関節背屈の誘発

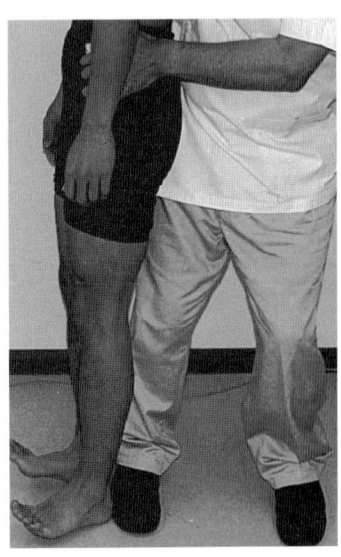

維持，もしくは回復する．片麻痺患者の場合，麻痺側の足関節背屈を行えるまで回復することが少ない．これに対して，患者を立位にして，姿勢を後方に崩すようにすれば，足関節の背屈筋が収縮して背屈が起こることがある．この場合，麻痺側は内反足を呈するので，真後ろではなく，非麻痺側斜めに姿勢を崩し，外反足に作用する筋の収縮を求めるのがよい（図4-89）．

これらは，その他の肢位でもみられる現象であるが，その有用性については言及できない．しかし，少なくとも，患者の評価を兼ねてこれらの反応が得られるか否かを診ておくことも必要であり，いくらかの反応があれば，それを活用する意味はあるといえる．

7．脳神経系障害への対応

脳神経系障害

眼筋

顔面筋　舌筋　咀嚼筋

脳血管障害により脳神経系障害を呈する症例は少なくない．したがって，これらの評価をルーチンとして行うことの必要性はいうまでもない．脳神経系障害の理学療法（運動療法を含む）としては，少なくとも眼筋，顔面筋，舌筋，咀嚼筋などの筋機能障害は対象になっているが，現時点では聴覚，味覚，臭覚などの感覚系への対応は開発されていない．

1）眼　　筋

これについては前記したように，それぞれの眼球運動を患者に意識的に求めることで対応する．

2）顔 面 筋

これについても，それぞれの顔面筋を意識的に使わせたり，ときにはアイスや伸張などの刺激，徒手的抵抗を加えるなどして対応する．

3）咀 嚼 筋

嚥下障害

これは，食べ物を咀嚼する運動自体がその機能の維持，改善につながる．嚥下障害のために，経管栄養下にある患者では，その期間が長くなれば，咀嚼筋の廃用萎縮をきたすことから，その間の咀嚼筋の機能を維持，あるいは改善しておく必要がある．重症例では自動的に開口できない患者もいるが，その場合は胸鎖乳突筋を含め，頸周囲筋や顎関節周囲筋のリラクセーションに努めながら，手指を使って他動的に開口してあげるとよい．

咀嚼筋と直接関係ないことだが，中等度以下の嚥下障害のある患者でコップやストローを使うと，その量を調節するのが困難なため誤嚥を起

こしやすい．そのようなときは，四角いアイスキューブをピンセットで挟み，患者の口腔内に挿入して吸わせるとアイスが溶け，少量の液体を嚥下するのでうまくいくときがある．

咬合力　　筆者らは，健常者，高齢者そして片麻痺患者の麻痺側・非麻痺側の咬合力を測定し，第11回世界理学療法連盟学会（ロンドン）で報告している．それによれば，咬合力は高齢者群で低下し，片麻痺患者群では麻痺側が低下していること，また，健常者には上・下肢と同様，利き顎があること，そしてその比率は右顎70％，左顎30％であったと報告している．この点から，利き顎が左である場合，左片麻痺患者は咀嚼機能においてより不利になることが示唆される．

これらの点からも，片麻痺患者の咀嚼機能の検査と運動療法にも注目すべきである．

4）舌　筋

舌機能は発音，咀嚼，嚥下などに関与していることから重要である．

舌の麻痺，萎縮，舌偏倚などの観察も評価のルーチンとして行う必要がある．

萎縮した舌は手指を使って伸張する．また，舌のトーンが低いときは，舌圧子で圧縮を加えたり，アイスキューブをピンセットで挟み，舌に圧を加えながら刺激する．舌の筋力改善には，舌圧子を使い，舌の前方，左右，上下運動に抵抗を加える．また，舌で内側から頬を押し上げたり，前上歯や前下歯の裏を押すことで，左右，前方の舌の自動的な抵抗運動が可能である．

舌のスピード改善には，口腔外に舌を突き出した状態で可能な範囲で早く左右に動かすように指示する．前後方向では舌を口腔外と内に可能

表4-4　発語明瞭度と舌圧（gf/cm^2）の平均値（SD）　　　N＝28

明瞭度	人数	右方	左方	上方	下方	前方
1	11	328.4 (166.0)	328.4 (113.1)	490.5 (130.2)	326.1 (115.4)	613.1 (169.6)
2	7*	251.3 (173.6)	255.6 (135.0)	230.1 (150.5)	164.8 (82.2)	308.0 (148.7)
3	5*	258.4 (144.2)	207.4 (65.8)	273.4 (105.5)	165.9 (156.2)	314.5 (176.3)
4	5*	181.6 (107.5)	299.9 (147.3)	284.2 (207.5)	233.9 (151.8)	320.0 (166.2)
5	0					

＊印は麻痺性構音障害者

な範囲で早く出し入れさせるとよい．

筆者らは，脳血管障害の随伴症状の1つとして仮性球麻痺を呈する患者の発語明瞭度と舌圧の関連を知る目的で，センサーを用いて舌圧（gf/cm）を測定し，その結果を報告している．対照群として健常者の舌圧も測定している．そのなかで，舌圧値だけに注目すると，仮性球麻痺群，健常者ともに舌圧値の高い方向は，①前方，②上方，③左右，④下方の順になっていた（表4-4）．とくに，前方，上方への舌圧値はその他の方向への値よりも大きくなっている．これは，理学療法士が舌圧子などを用いて舌圧を検査するときの参考になる．

8. 装具と寒冷療法

ここでは，筆者が片麻痺患者の下肢装具として考案したsemi-long leg brace (SLLB) および既存の寒冷療法を一時的痙性抑制として活用する方法を紹介する．

1) semi-long leg brace

麻痺の回復が遅延した片麻痺患者は，なんらかの下肢装具を必要とする．それを大きく分類すれば短下肢装具と長下肢装具である．基本的に膝関節の支持性が不十分であれば後者が処方される．しかし，室内長下肢装具の重量（平均800g）は患者にとっては重く，下肢振り出しが容易でないことが多い．また，長下肢装具をロックすれば，残存している大腿四頭筋をまったく使う必要もなくなり，その筋萎縮をきたすことにもなる．このような理由で，大腿カフの支柱に代わる素材としてピアノ線（直径4～5mm）を使い，体重や支持性によって太いものを選び，必要最低限度の膝関節支持性を与える．ピアノ線は，短下肢装具の両側の支柱に深さ3.5mm程度の穴を開け，その中に挿入する．大腿カフの高さは膝蓋骨縁上より6～7cmにする．大腿カフの位置が高くなるとピアノ線が長くなり支持性が弱くなる．患者が弛緩性麻痺であれば，支持性を増すために，膝パッドを使う場合もある．大腿カフは後部が開けられるようにし，マジックバンドで固定する．そうすれば，患者が座位をとるときに，マジックバンドを外せば，大腿カフは前方に垂直に保たれ，その動作の邪魔にならない．なお，麻痺側立脚相にピアノ線がしなり，遊脚相初期のpush off時に，その反動で麻痺側下肢の振り出しが容易になることがあることが患者からの意見で判明したことを付記しておく．

患者の膝関節支持性が改善すれば，大腿カフを取り外し，短下肢装具にすればよい．

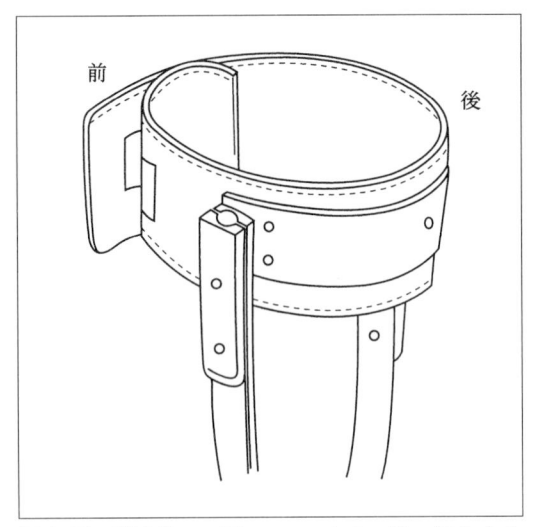

図4-90 SLLBの下腿カフでピアノ線の挿入穴を示す.

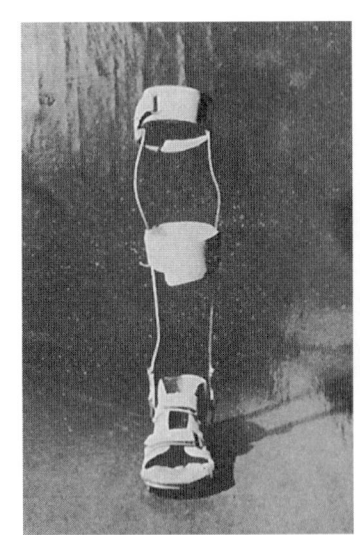

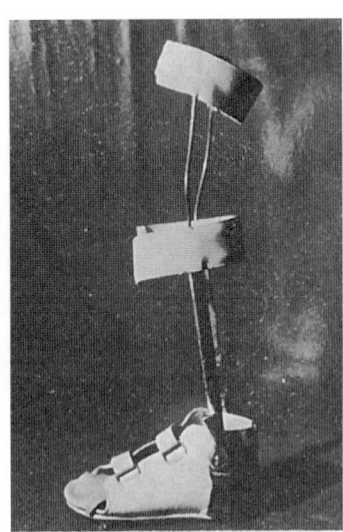

図4-91 SLLBの前面　　図4-92 SLLBの側面　　図4-93 SLLBの大腿カフを取り外したとき

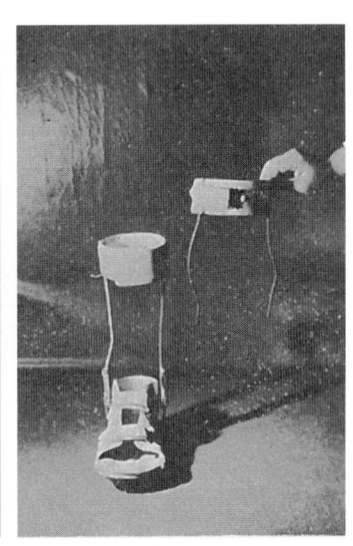

　図4-90は，短下肢装具の支柱を二重にして，ピアノ線を挿入する穴を補強している．また，後部カフは金属プレートで補強してある．
　図4-91はSLLBの前面，図4-92はその側面，図4-93はその大腿カフを取り外したときである．図4-94～96はSLLBを装着して歩行中の片麻痺患者で麻痺側のpush off, double stance, stance phaseを示す．

2) 寒冷療法

寒冷療法　　　　　ここでは一時的痙性抑制として寒冷療法を利用し，とくに前腕から手

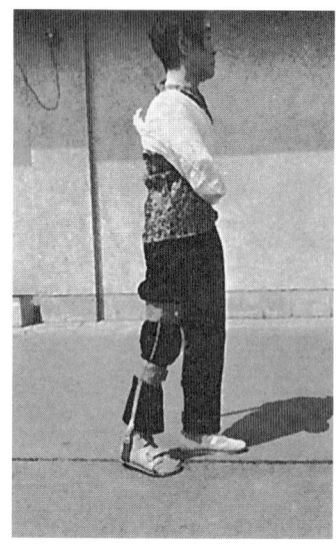

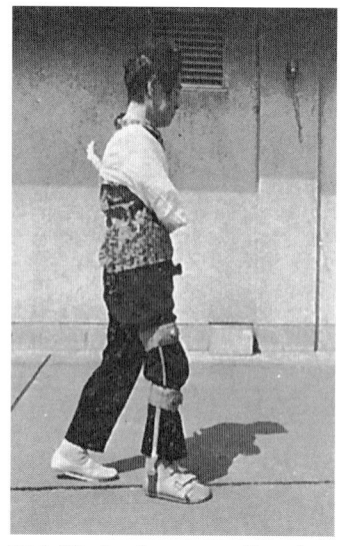

図 4-94　push off　　図 4-95　heel contact 後の double stance phase 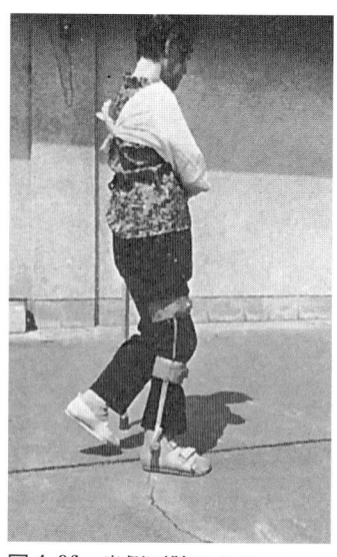　　図 4-96　患側下肢による stance phase

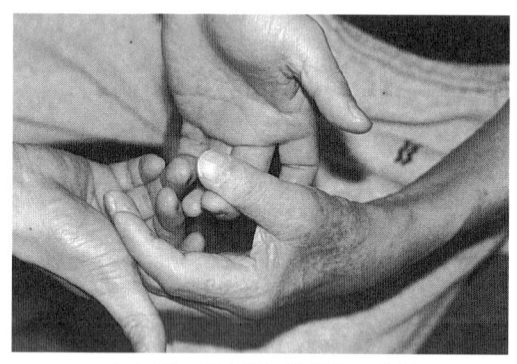

図 4-97　寒冷療法施行前の手指 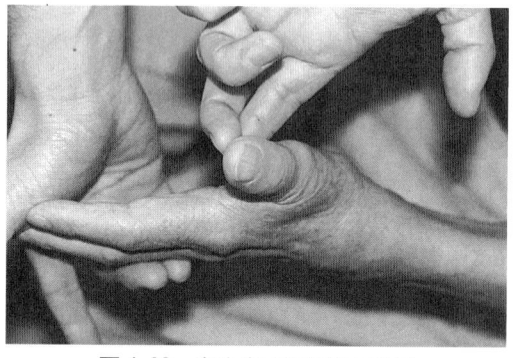　　図 4-98　寒冷療法施行後の手指

指，下腿部から下の足部の関節可動域改善を目的とした関節可動域運動を行う．ROM 改善を行う患部を約 5 ℃の氷水で満たしたバケツなどの容器に約15～20秒間浸ける．痙性が強いときは，この時間を多少長くする．その後，容器から患部を上げてタオルで拭い，関節可動域運動を行えば，痙性が一時的に抑制されているので伸張が容易である．図 4-97 は屈曲した手指で，伸展方向への伸張が困難な症例であるが，寒冷療法後は容易に伸張できる（図 4-98）．たとえ15～20秒間であっても，上記の氷水に患部を浸せば痛みを感じるので，その感覚を理学療法士自身が体験しておくと同時に，その点を事前に患者に説明しておく必要がある．

相反神経支配　　屈曲共同運動を呈する麻痺側の肘関節の伸展は困難である．これは，肘関節伸筋の弱化や屈筋の痙性により，相反神経支配の働きが低下していることが大きな要因である．

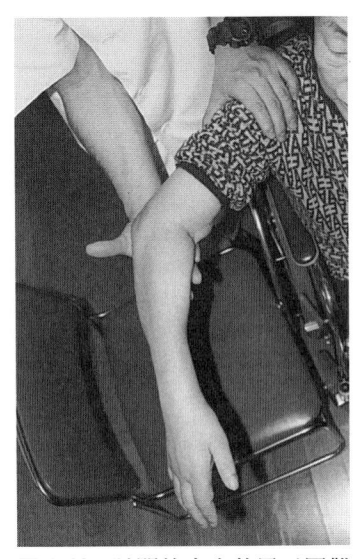

図 4-99　肘関節完全伸展が困難な症例 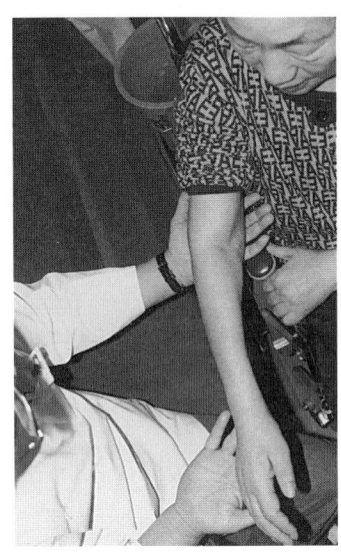　　図 4-100　寒冷療法後の肘関節伸展

拮抗筋

　患者に肘関節伸展を促す前に，アイスパックを肘関節屈筋に約10〜15分間当てて冷やす．図 4-99 は Br. stage 3 の患者で，肘関節完全伸展が困難な症例である．肘関節伸筋を冷した後の伸展はそれ以前よりいくぶん容易になる（図 4-100）．これは拮抗筋の痙性を一時的に抑制することで動筋の働きを効率よくするためと考える．

　足関節背屈を促すときには，同様の方法で下腿三頭筋を冷却した後に行えば，同じ現象がみられることがある．これらの現象は一時的であるが，急性期，回復期に一定期間行うことで，相反神経支配の働きを幾分でも助ける可能性（仮説として）を探る意味はあるかもしれない．

●文　献
1) 藤森聞一（編）：生理学体系Ⅶ，運動系の生理学．医学書院，1966．
2) 峰須賀研二ほか：脳卒中片麻痺患者の非麻痺側は正常か？ 総合リハ，25：85-87，1997．
3) 大峯三郎ほか：片麻痺患者の筋出力特性―健側下肢の膝屈伸力について．理・作・療法，17：553-558，1983．
4) Knott M, Voss DE：Proprioceptive Neuromuscular Facilitation. Harper & Row Publishers, 1968.
5) 辛島修二ほか：片麻痺患者における健側・患側方向への頸回旋 ROM の差異．理・作・療法，15：899-903，1981．
6) Kapandji IA：The Physiology of the Joints (Volume Three). Churchill Livingstone, 1974.
7) 奈良　勲：脳卒中の運動療法．理・作・療法，10：961-968，1976．
8) 奈良　勲：Gait Patterning for Hemiplegia―反射と中枢プログラミングの観点から．理・作・療法，12：165-171，1978．

9) 有働正夫：歩行のプログラム．生体の科学, **26**：32-44, 1975.
10) 伊藤正男：高次脳機能と中枢プログラミング．産業図書, 1976.
11) 森　茂美：神経回路網と中枢制御—とくに脳幹内歩行神経機構を中心として．生体の科学, **28**：159-169, 1977.
12) Sherrington C：The Integrative Action of the Nervous System. 2nd ed. Yale Univ. Press, 1947.
13) Brown TG：The intrinsic factors in the act of progression in the mammal. *Proc Roy Soc*, **84**：308-319, 1911.
14) Brunnstrom S：Movement Therapy in Hemiplegia. Harper & Row Publishers, 1970.
15) 吉尾雅春（責任編集）：理学療法MOOK 1；脳損傷の理学療法 1．三輪書店, 1998.
16) 奈良　勲：Pelvic Boardによる片麻痺患者の骨盤運動に関する研究．理学療法学, **13**：11-15, 1986.
17) Bobath B：Adult Hemiplegia；Evaluation and Treatment. William Heinemann Medical Books Ltd, 1970.
18) Nara I et al：Active Temporomandibular Joint Mobility and Mastication Strength in Hemiplegia and Healthy Subjects. 11th WCPT Congress Proceedings, Book Ⅰ, 1991.
19) 奈良　勲ほか：麻痺性構音障害者の舌機能．理学療法学, **14**：405-408, 1987.
20) 奈良　勲：片マヒ患者に対するSemi-Long Leg Braceの考案．理・作・療法, **8**：479-481, 1974.

後 書 き

　序文で述べたように，筆者のこれまでの臨床，研究などに基づいて，「脳血管障害の理学療法─片麻痺患者の運動療法を中心に─」についてまとめた．この著書はPTマニュアルシリーズの一つである．しかし，その内容は上記のごとく，筆者の臨床，研究に基づくものであり，仮説的要素も多分に含まれていることから，必ずしもマニュアル的ではないと感じている．

　また，本書では脳血管障害の運動療法をすべて網羅するのではなく，筆者がより重要と考える事項に限定した．それらの内容が十分に検証されているわけではないが，少しでも読者の臨床，研究の参考になれば幸いである．

　重要なことは，片麻痺患者の臨床症状や徴候などを的確に，かつ満遍なくとらえ，それらに対する運動療法を解剖学，生理学，運動学などの基礎科学的知見との関連性，整合性を考慮しながら，いかなる運動療法を患者に提供（input）し，より望ましい反応（output）を引き出すか，誘導するかである．したがって，個々の患者について自分なりの仮説をもち，検証しながら運動療法をすすめていくことが大切である．その過程で問題意識がある事象については可能な範囲でデータを得ながら検証する姿勢が期待される．また，ヒトの特性および身体運動の基本的要素を常に念頭におくこと，そして理学療法業務の特性として"小銭集め"に徹すること，さらに，要素還元論とシステム理論とを総合的に使い分けることなど，理学療法士としての基本姿勢にも触れた．

　理学療法の効果，あるいはEvidence Based Medicine (Physical Therapy)が今後一段と追求される過程で，いつの日か，より科学的な理学療法（運動療法）が確立されることを祈念したい．

　本書の執筆作業には大分前よりとりかかったが，諸般の事情で脱稿が大幅に遅れた．それに対し，辛抱強くご協力頂いた医歯薬出版株式会社のご担当の方々に衷心より感謝申し上げたい．また，モデルになってくれた本学学生の藤澤祐基君に感謝したい．

索 引

和文索引

■あ
足踏み反応　80,81,85
亜脱臼　25,55,62
圧縮　44
アフォーダンス　31

■い
医学モデル　35
意識レベル　44
異常筋緊張　15,18,40,41
痛み　22,25
移動（歩行）能力　42
咽頭期　24

■う
内がえし　50
運動　2,27
運動学習　6,27,31
運動機能　11,15
運動再学習　31
運動失調　19
運動障害　27,65
運動情報　27
運動制御　28
運動の協調性・巧緻性　21
運動の持久性　20
運動のスピード　19
運動発達段階　34
運動領域　14
運動療法　2,27

■え
エコロジカル・リアリズム　31
円運動　63
鉛管現象　19
嚥下　23
嚥下障害　86
遠心性　28

■お
応用歩行　43
折りたたみナイフ現象　19

■か
回外肢位　62
回旋筋腱板　55
回復段階検査法　15
解放現象　14
開放性関節運動連鎖　45
外乱刺激　44
カウンターバランス　7
角運動　3,27,41
下肢PNFパターン　68
下肢屈曲　71
仮性球麻痺　18,24,88
肩関節亜脱臼　52
肩関節のROM　60
肩関節の安定化　55
肩手症候群　25,52,65
片麻痺患者　2
活動　2,36
滑動追従運動　82
過用症候群　31
感覚系　22
感覚障害　19
眼球運動　82
環境　31
眼筋　86
関節可動域　4,25
関節可動域運動　41,56
関節可動域制限　15,41
関節裂隙　63,65
間代　19
顔面筋　86
寒冷療法　89

■き
利き手交換　9
拮抗筋　3,15,91
機能・形態障害　27

機能診断　11
キーポイント・コントロール　80
求心性　28
胸郭拡大　24
強剛・固縮　18
協調性　7
共同運動　14,40,52
共同筋　3
共同収縮　14,55
局在性平衡反応　6
挙上可動域制限　61
筋機能　23
緊張筋　2
緊張性頸反射　6,23
緊張性迷路反射　6,23,68
緊張性腰反射　71,72
筋力　2,3
筋力増強運動　28
筋力低下　15

■く
屈曲共同運動　68,71
屈曲肢位　63,64
屈曲反射　6
訓練　2

■け
頸　16
頸回旋ROM　57
傾斜反応　7
痙性・痙縮　18
痙性麻痺　14
頸椎前彎　46
頸の安定化　45
牽引　63
肩甲骨の安定化　52
肩甲上腕リズム　53,60
肩甲帯コントロール　81
原始反射　14,18
腱反射　19

■こ

口腔期　24
咬合力　87
交互運動　66
交叉性反射　6,67
高次脳機能　11
高次脳機能障害　9
抗重力筋　2,43
抗重力肢位　42
拘束性換気障害　24
後退　54
巧緻性　7,9
行動科学的視点　36
行動体力　3
股関節の安定化　47
呼吸　23
呼吸機能　23
呼吸筋　24
骨盤　16
骨盤運動　76,80
骨盤帯コントロール　80
骨盤帯の安定化　47
骨盤帯の回旋　57
固定筋　3
固有感覚受容器　34
誤用症候群　31

■さ

座位　75
最大酸素摂取量　3
酸素負債　3
残存能力　12
残存能力表出率　11

■し

視覚系　22
視覚的フィードバック　44
弛緩性　18
弛緩性麻痺　14,88
持久性　3
刺激　27,34
視床痛　25
システム理論　35
姿勢　9

姿勢制御　5
姿勢調節　5,11,22,42
姿勢調節機序　1
姿勢反射　5,6,18
膝関節保護装具　80
質的障害　15
実用手　9
実用歩行　43
質・量的対応　33
自動運動　27
自動介助運動　27
社会参加　36
視野欠損　82
重心移動　2,28,80
重心動揺計　23
柔軟性　4
重力　2
重力下　42
手関節のモビライゼーション　63
循環障害　25
準備期　24
障害構造　11
障害像　2,12
掌屈肢位　63
上肢PNFパターン　69
情報　31
情報認知　32
除去　34
食道期　24
神経生理学的体系　33,34
身体運動　2,27
身体配列　22
身体部の欠損　23
伸張　19
伸展共同運動　68
深部反射　14

■す

随意運動　71
錐体路障害　14
錐体路徴候　14
スピード　3

■せ

生活モデル　36
制御作用　14
整形外科疾患　33
正常筋緊張　18
精神機能　11
生命維持機能　3
生命機能　23
生理学的研究　33
脊髄化　2
舌圧　88
舌筋　86
摂食　23
先行期　24
前肢後肢反射　67
選択的運動　15
前庭系　22
前方突出　60
前腕のモビライゼーション　62

■そ

相性筋　2
相反神経支配　90
足関節背屈　85
咀嚼　23
咀嚼筋　86
外がえし　50

■た

体幹　16
体幹–頸–上肢パターン　72
体幹・骨盤帯コントロール　73
体幹の安定化　47
体幹の回旋　57
代償運動　40,41
代償運動・動作　27
体節性平衡反応　6
大脳運動領　7
タイミング　4
体力　3
立ち直り　85
立ち直り反射　5,7,23
立ち直り反射・反応　82
他動運動　27

索　引

他動的伸張　19
探索　31
探索過程　32

■ち
知覚システム　32
知覚者　31
中間位　43
肘関節の安定化　56
注視　82
中枢神経系　22
中枢神経疾患　33
中枢プログラミング　67
中枢プログラム　30
長寿　3
治療的要素　34

■て
抵抗運動　27
転倒防止　85

■と
等運動性・等速性　28
動筋　3,15
動作　2,27
等尺性　27
等尺性収縮　27,44
到達目標　12
等張性　27
等張性収縮　28
糖尿病　18
徒手筋力検査　15
徒手療法手技　41
跳び直り反応　6
トランスファー　20

■な
軟性肘装具　55

■に
二次的障害　25
二足歩行　1
日常生活活動　11
認知障害　82

認知理論　31

■ね
寝たきり　2

■の
脳血管障害　11,39
脳神経系障害　86

■は
背臥位　75
廃用手　52
廃用症候群　31,42
配列　9
歯車現象　19
発語明瞭度　87
バランス反応　6,81
汎在性平衡反応　6
反張膝防止　50

■ひ
膝関節の安定化　50
膝立ち位　78
膝立ち歩行　79
皮質化　2
表在感覚受容器　34
表在反射　14,19
病的反射　14,19
疲労　3

■ふ
負荷　27
複合運動　50
腹壁反射　14
浮腫　63
踏み直り反応　6
振り子運動　81
分回し歩行　68
分離運動　69

■へ
平衡運動反射　5,6,23,81
平衡反応　6,23
閉鎖性関節運動連鎖　45

変形　25

■ほ
防衛体力　3
防衛反応　20
防御伸展反応　83
防御反応　7
歩行　2,20
歩行運動リズム　68
歩行パターン　66
歩行プログラム　67
歩行リズム　67
保護伸展反応　7
保持機能　41,43
補助　34

■ま
末梢循環障害　25,52
麻痺側体幹組織　58
マリー・フォー反射　71

■め
眼からの立ち直り　82

■も
モビライゼーション　63

■ゆ
遊脚相　58
有酸素作業能力　3
誘導　34
床反力　28

■よ
陽性支持反射　40
陽性支持反応　6
要素還元論　35
腰痛　1
予後予測　12,42
四つ這い　74

■り
リズム　3
リズム的安定化　44,45

立位での安定化 *51*
立位バランス *9*
立脚相 *58*
量的障害 *15*
量的対応 *33*
隣接分節部 *47*

■れ
レイミステ現象 *71*
連合運動 *73*
連合反応 *71*
連鎖反射 *7*

欧文索引

■A
abnormal muscle tone *15*
activities *2,36*
activities of daily living *11*
ADL *11*
air brace *55*
alignment *9*
ambulation *20*
approximation *44*
associated reaction *71*

■B
Babinski 反射 *14*
Barthel index *33*
Bobath *35*
body righting reflex acting on head, body, limbs *7*
Brunnstrom *15,35*

■C
circumduction *63*
clonus *19*
closed kinetic chain *45*
co-contraction *14*
concentric *28*
coordination *7*
corticalization *2*
crossed reflex *67*
CT *14*

■E
eccentric *28*
endurance *3*
eversion *50*
exercise *2*

■F
flaccid *18*
flexibility *4*

■G
gait *20*

Gait Patterning for Hemiplegia *66*
general static reactions *6*
Gibson *31*

■H
hand-foot reflex *67*

■I
impairment *27*
input *27*
inversion *50*
IP 関節 *64*
isokinetic *28*
isolated movement *69*
isometric *27*
isotonic *27*

■K
key points of control *80*

■L
labyrinthine righting reflex acting on head *7*
local static reactions *6*

■M
Marie-Foix 反射 *71*
MMT *15*
motion *2*
motor control *28*
motor function *15*
motor learning *6*
movement *2*
MP 関節 *64*
MP 関節のモビライゼーション *65*
MRI *14*
muscle strength *2*
muscle strengthening exercise *28*

■N
NDT *35*

neck righting reflex acting on body　7
normal muscle tone　18
NTP stage　16

■O
open kinetic chain　45
optical righting reflex acting on head　7
output　27

■P
participation　36
patatonia　18
pelvic board　76
phasic muscle　2
physical fitness　3
PIP 関節のモビライゼーション　65
PNF　35
postural control　5
postural reflex　6
posture　9
protrusion　60

pusher 現象　9,73

■Q
QOL　23

■R
Reimiste's phenomena　71
retraction　54
rhythm　3
rhythmic stabilization　44
righting reflex　7
rigidity　18
rigido-spasticity　18
ROM exercise　41,57
Rood　35
rotator cuff　55

■S
scapulo-humeral rhythm　53
segmental static reactions　6
semi-long leg brace　88
skill　7
SLLB　88
spasticity　18

speed　3
spinalization　2
stance phase　58
statokinetic reflex　6
stepping reaction　80,85
stretch　19
superficial reflex　19
swing phase　58

■T
tendon reflex　19
therapeutic exercise　27
tonic lumbar reflex　71
tonic muscle　2
tonic neck reflex　71
training　2
transfer　20
transsynaptic trophic effect　40

■V
videofluorography　24

【著者略歴】
奈良　勲（なら　いさお）

1964年	鹿児島大学教育学部卒業
1969年	Loma Linda 大学理学療法学部卒業（米国）
	Los Angeles 整形外科病院理学療法士
1970年	カリフォルニア州理学療法士免許取得
	Pacific Home Health Care Agency 理学療法士
1971年	三愛会伊藤病院理学療法科主任
1974年	理学療法士免許取得
1976年	甲風会有馬温泉病院理学療法科科長
1979年	金沢大学医療技術短期大学部教授
1983年	金沢大学医学部にて博士号取得
1989年	日本理学療法士協会会長（〜2003年）
1993年	広島大学医学部保健学科教授
2004年	広島大学大学院保健学研究科教授
2005年	広島大学名誉教授
同　年	神戸学院大学総合リハビリテーション学部教授
2012年	金城大学学長
2015年	金城大学大学院リハビリテーション学研究科長

PTマニュアル
脳血管障害の理学療法
―片麻痺患者の運動療法を中心に―　ISBN978-4-263-21507-4

2000年 8月30日　第1版第1刷発行
2022年 3月25日　第1版第10刷発行

著　者　奈　良　　勲
発行者　白　石　泰　夫
発行所　医歯薬出版株式会社

〒113-8612　東京都文京区本駒込1-7-10
TEL.（03）5395-7628（編集）・7616（販売）
FAX.（03）5395-7609（編集）・8563（販売）
https://www.ishiyaku.co.jp/
郵便振替番号 00190-5-13816

乱丁・落丁の際はお取り替えいたします　　印刷・第一印刷所／製本・皆川製本

© Ishiyaku Publishers, Inc., 2000. Printed in Japan

本書の複製権・翻訳権・翻案権・上映権・譲渡権・貸与権・公衆送信権（送信可能化権を含む）・口述権は，医歯薬出版㈱が保有します．
本書を無断で複製する行為（コピー，スキャン，デジタルデータ化など）は，「私的使用のための複製」などの著作権法上の限られた例外を除き禁じられています．また私的使用に該当する場合であっても，請負業者等の第三者に依頼し上記の行為を行うことは違法となります．

JCOPY ＜出版者著作権管理機構　委託出版物＞
本書をコピーやスキャン等により複製される場合は，そのつど事前に出版者著作権管理機構（電話 03-3513-6969，FAX 03-3513-6979，e-mail：info@jcopy.or.jp）の許諾を得てください．